Wassa
Aln
Jean Testa

Prise en Charge Médicale des Enfants Infectés par le VIH et sous ARV

Wassa Mariam Coulibaly
Almoustapha Maiga
Jean Testa

Prise en Charge Médicale des Enfants Infectés par le VIH et sous ARV

Analyse à partir du logiciel ESOPE Pédiatrique de la prise en charge des enfants VIH et sous ARV

Presses Académiques Francophones

Mentions légales / Imprint (applicable pour l'Allemagne seulement / only for Germany)
Information bibliographique publiée par la Deutsche Nationalbibliothek: La Deutsche Nationalbibliothek inscrit cette publication à la Deutsche Nationalbibliografie; des données bibliographiques détaillées sont disponibles sur internet à l'adresse http://dnb.d-nb.de.
Toutes marques et noms de produits mentionnés dans ce livre demeurent sous la protection des marques, des marques déposées et des brevets, et sont des marques ou des marques déposées de leurs détenteurs respectifs. L'utilisation des marques, noms de produits, noms communs, noms commerciaux, descriptions de produits, etc, même sans qu'ils soient mentionnés de façon particulière dans ce livre ne signifie en aucune façon que ces noms peuvent être utilisés sans restriction à l'égard de la législation pour la protection des marques et des marques déposées et pourraient donc être utilisés par quiconque.

Photo de la couverture: www.ingimage.com

Editeur: Presses Académiques Francophones est une marque déposée de
Südwestdeutscher Verlag für Hochschulschriften GmbH & Co. KG
Heinrich-Böcking-Str. 6-8, 66121 Sarrebruck, Allemagne
Téléphone +49 681 37 20 271-1, Fax +49 681 37 20 271-0
Email: info@presses-academiques.com

Produit en Allemagne:
Schaltungsdienst Lange o.H.G., Berlin
Books on Demand GmbH, Norderstedt
Reha GmbH, Saarbrücken
Amazon Distribution GmbH, Leipzig
ISBN: 978-3-8381-8979-6

Imprint (only for USA, GB)
Bibliographic information published by the Deutsche Nationalbibliothek: The Deutsche Nationalbibliothek lists this publication in the Deutsche Nationalbibliografie; detailed bibliographic data are available in the Internet at http://dnb.d-nb.de.
Any brand names and product names mentioned in this book are subject to trademark, brand or patent protection and are trademarks or registered trademarks of their respective holders. The use of brand names, product names, common names, trade names, product descriptions etc. even without a particular marking in this works is in no way to be construed to mean that such names may be regarded as unrestricted in respect of trademark and brand protection legislation and could thus be used by anyone.

Cover image: www.ingimage.com

Publisher: Presses Académiques Francophones is an imprint of the publishing house
Südwestdeutscher Verlag für Hochschulschriften GmbH & Co. KG
Heinrich-Böcking-Str. 6-8, 66121 Saarbrücken, Germany
Phone +49 681 37 20 271-1, Fax +49 681 37 20 271-0
Email: info@presses-academiques.com

Printed in the U.S.A.
Printed in the U.K. by (see last page)
ISBN: 978-3-8381-8979-6

ANALYSE A PARTIR DU LOGICIEL ESOPE PEDIATRIQUE DE LA PRISE EN CHARGE DES ENFANTS SOUS TRAITEMENT ARV.

TABLE DES MATIERES

ANALYSE A PARTIR DU LOGICIEL ESOPE PEDIATRIQUE DE LA PRISE EN
CHARGE DES ENFANTS SOUS TRAITEMENT ARV. 1

1   INTRODUCTION 17

2   OBJECTIFS 19

Objectif général...19

Objectifs spécifiques 19

3   GENERALITES 21

Historique 21

Structure 23

Organisation génétique :[3] 24

Stabilité physico-chimique:[4] 25

Physiopathologie de l'infection à VIH 25
   3.1.1 Les cellules cibles du VIH 25
   3.1.2 26
   3.1.3 Évolution naturelle de l'infection à VIH 26
   3.1.4 Cycle de réplication du VIH [3] 26

Diagnostic biologique et examens de laboratoire..29
   3.1.5 Test VIH 29

Transmission du VIH 31

Epidémiologie du VIH 32

Manifestations cliniques du VIH chez l'enfant (9) 33
   3.1.6 Forme rapidement évolutive 33
   3.1.7 Forme lentement évolutive 34

Méthode de diagnostic biologique 34
   3.1.8 Test sérologique 35
   3.1.9 Test virologique 36

3

Mortalité **38**

Traitement des infections opportunistes...**38**

Protocole de prise en charge chez l'enfant [16] **39**
   3.1.10 Diagnostic et classification du VIH/SIDA chez l'enfant 39

Définition des ARV **45**
   3.1.11 Historique..45
   3.1.12 Classification des ARV 46

Régimes thérapeutiques **49**
   3.1.13 Intérêt 50
   3.1.14 Principe du traitement chez l'enfant [16]...50

Résistance du VIH aux ARV **53**
   3.1.15 Historique..53

Modification de la thérapeutique antirétrovirale **54**
   3.1.16 Intolérance au traitement..54
   3.1.17 Echec thérapeutique 56

Le logiciel ESOPE Pédiatrique **57**
   3.1.18 Gestion des patients et des visites 58
   3.1.19 Les utilitaires...66
   3.1.20 Les rapports automatisés...67

4   METHODOLOGIE...**71**

Cadre et lieu d'étude **71**
   4.1.1 Hôpital Gabriel Touré :...71
   4.1.2 Le service de pédiatrie : 71

Description de l'étude...**72**
   4.1.3 Type d'étude 72
   4.1.4 Population d'étude 72
   4.1.5 Critères d'inclusion...72
   4.1.6 Critères de non inclusion 72
   4.1.7 Les variables et indicateurs...73

Méthode de collecte des données **74**

Traitement statistique des données **74**

Considérations éthiques **75**

5 RESULTATS **77**

Analyse descriptive de la cohorte des PV-VIH régulièrement suivis sous traitement ARV...**77**

   5.1.1 Données globales 77

   5.1.2 78

   5.1.3 Caractéristiques sociodémographiques..78

   5.1.4 Caractéristiques biologiques, cliniques et thérapeutiques à l'inclusion 82

Etude de la rétention des enfants sous ARV **84**

   5.1.5 Taux de rétention an fonction du recul 84

   5.1.6 Analyse de la rétention par les courbes de Kaplan-Meyer 85

Etude de l'efficacité biologique **90**

   5.1.7 Evolution des charges virales 90

   5.1.8 Evolution des CD4..91

   5.1.9 Evolution du taux d'hémoglobine 92

Etude de la prise en charge thérapeutique **92**

   5.1.10 Evolution de la prise en charge thérapeutique en fonction de l'année d'inclusion .92

   5.1.11 Etude de la deuxième ligne 93

Etude de l'observance **96**

   5.1.12 Nombre de visites avec observance en fonction de la durée de suivi 96

6 COMMENTAIRES ET DISCUSSION..**99**

Méthodologie **99**

Analyse descriptive des enfants mis sous ARV et régulièrement suivis **99**

   6.1.1 Les caractéristiques sociodémographiques..99

Données cliniques, biologiques et thérapeutiques **101**

   6.1.2 Le type de VIH 101

   6.1.3 Le stade clinique 101

   6.1.4 Nombre d'examens biologiques réalisés 101

   6.1.5 Les constantes biologiques à l'inclusion 101

   6.1.6 Le schéma thérapeutique administré 102

Taux de rétention **102**

Evolution de l'efficacité biologique **102**
    6.1.7 Evolution des CV 102
    6.1.8 Evolution des CD4 103
    6.1.9 L'étude de 2ième ligne chez les enfants régulièrement suivis 103
    6.1.10 Observance 103

7   CONCLUSION **105**

8   RECOMMANDATIONS **107**

Au niveau du site de prise en charge : **107**

Aux prescripteurs, ...**107**

Aux opérateurs de saisie, ...**107**

Aux Programmes ESTHER, ...**107**

Au niveau de l'unité de suivi-évaluation de la cellule de lutte contre le SIDA **107**

Aux parents et patients, ...**108**

9   BIBLIOGRAPHIE **109**

DEDICACES

Je dédie ce travail :

A mon père Youssouf Coulibaly, homme de rigueur, de justesse, de foi. Tu as toujours inculqué en nous l'amour du travail bien fait et l'endurance dans la vie quotidienne. Je ne saurai oublier des longues nuits de prières en faveur de tes enfants que nous sommes. Je te serai très reconnaissante éternellement. Puisse ce travail te faire plaisir. Que DIEU le tout puissant te donne une longue vie. Amen !

A ma mère Diata Traoré, femme brave, d'une très grande générosité, digne. Nous ne cesserons jamais de te remercier de l'amour et de la protection dont tu as fait preuve à notre égard. Ton soutien, tes prières et tes conseils ne m'ont jamais fait défaut tout au long de ma formation. Ce travail est la consécration de tous les efforts que tu as déployés pour tes enfants. Que DIEU le tout puissant te donne une longue vie. Amen!

A mon oncle Drissa Coulibaly et sa famille, votre soutien et votre conseil ne m'ont jamais fait défaut. Puisse ce travail m'offrir l'occasion pour vous exprimer mes sentiments de profonde gratitude et de reconnaissance. Grand merci.

A ma grande sœur chérie, je me rappelle encore de tous les efforts dont tu as fais preuves les veilles de mon voyage sur le Mali afin que m'y sente mieux. Trouvez ici l'expression de ma plus grande reconnaissance et surtout restons unis et solidaires.

Au Père Otmar, je me rappelle encore du soutien que tu as toujours apporté à ma famille. Mes mots ne pourront exprimer la grandeur de mon respect et de ma reconnaissance à ton égard. Que dieu te bénisse et te garde longtemps.

A mon beau frère, pour le soutien, sans faille, qu'il n'a jamais cessé de m'apporter. Youssouf, merci pour ta disponibilité et d'avoir cru en moi. Ce travail porte ta marque. Que dieu vous bénisse ta famille et toi.

A mes Frères et sœurs : Papa, Satou, Mai, Baba, Awa , Aziz, merci pour votre soutien

7

et conseils. Ce travail est le vôtre.

A Mme Telly assétou Tolo, les mots me manquent pour apprécier tes gestes. Merci pour tes encouragements et de la confiance que tu m'as porté à mon égard en m'ouvrant tes portes. Je me suis toujours senti chez moi. Ce travail est le tien.

A toute la famille Telly et Tolo, je me rappelle encore de l'enthousiasme avec lequel vous m'avez accueilli ; les mots sont faibles pour apprécier vos gestes. Que le tout puissant vous récompense pour tout ce que vous avez fais pour moi. Recevez ici l'expression de toutes mes considérations.

A ma tante et Homonyme Mariam Konaté, merci maman pour tout ce que tu as fait et continu de faire pour moi. Tu as ma plus grande reconnaissance et considération.

A Tonton Camara, ton soutien et ta disponibilité ne m'ont jamais fait défaut à ma famille et à moi. Je te témoigne mon profond respect et reconnaissance. Ce travail est le tien. Qu'allah bénisse ta famille et toi.

A feu ma tante Assétou Coulibaly, tu as toujours eu confiance en moi. J'aurai souhaité que ce travail prenne fin en ta présence mais dieu en a voulu autrement. Je prie dieu qu'il te garde auprès de lui dans son royaume et qu'il protège tes enfants et petits enfants.

A Madou Coulibaly, les mots me manquent cher grand frère pour te gratifier ma reconnaissance, puisse Dieu guide tes pas et te récompense pour tout ce que tu as fais pour moi.

A Adama TOURE, je te remercie pour ta patience et ton soutien.

A la famille Sidibé : Zou, Beidy et Youssouf,les paroles écrites ou prononcées ne suffisent pas pour vous remercier pour vôtre soutien et la confiance que vous m'avez faite, puisse ALLAH vous récompenser de tout et qu'il bénisse votre famille et vous. Amen !

A Sékou OUELOGEM, merci pour ton soutien, ta disponibilité et tes conseils.

A mes amis du pt G, grand merci pour l'esprit de solidarité, de paix, de joie, de peine… les mots sont faibles pour qualifier ce sentiment de fraternité. MERCI.

A mes meilleures amies : Kady, Fanta, Denis , Aida, Fatou, Tiodio, Mélissa, chères amies ce modeste travail est le votre car vous n'avez pas manqué de m'entourer à aucun moment. Je prie Dieu pour que notre amitié résiste à tous les obstacles de la vie.

A mes grands parents in memoriam, qu'Allah vous accepte et vous garde une place de choix auprès du Prophète Muhammad paix et salut soit sur lui. Amen !

A ma famille paternelle et maternelle, profondes gratitudes.

A toutes mes tantes, pour les bénédictions et les conseils.

A mes cousins et cousines, reconnaissance.

A mes neveux et mes nièces, je voudrais que ce travail vous serve de modèle.

A mes ami(e) s, vos aides et votre ambiance familiale ne m'ont jamais faits défaut, recevez ici toute ma gratitude.

A tous les enfants décédés du VIH, ce travail vous est entièrement dédié. Dormez en paix.

A tous les enfants avec le VIH, sans vous ce travail n'aurait pas pu voir le jour. Ce travail vous est aussi entièrement dédié. Merci infiniment et que la lutte continue.

REMERCIEMENTS

Je remercie :

ALLAH, le tout puissant, le Clément et Miséricordieux, pour nous avoir permis de participer à l'élaboration de ce travail. Puisse Allah continuer à nous assister dans la vie. Amen !

Pr Mariam SYLLA, cher maître, par le présent travail, je viens vous témoigner toute ma gratitude. Merci de m'avoir accepter dans votre service.

Dr Touré Safiatou coulibaly, si nous soutenons aujourd'hui, c'est grâce à vos efforts inlassables et sans faille. Recevez ici, chère tantie, toute ma reconnaissance. Que Dieu guide vos pas et vous récompense pour tout ce que vous faîtes. Merci, ce travail est le vôtre.

Dr Mamadou Traoré, merci pour ton soutien incontestable, ta bonne collaboration et disponibilité pour moi. Trouves ici ma profonde reconnaissance. Que le Tout Puisant nous guide dans le droit chemin et nous fasse miséricorde.

Dr Coulibaly Adizatou, merci pour votre disponibilité et votre bonne compréhension.

Dr Anta Koita, Dr Dicko Clémentine, Dr Niaboula, Dr Touré, pour votre disponibilité et votre gentillesse. Recevez ici ma profonde gratitude.

Toute l'équipe du centre d'excellence du CHU-GT : Aliman, aissata, Brin, Awa, Amadou, Odile, Yacou, ousmane, Sagara, Fifi, Boré mes vifs remerciements pour vos encouragements et votre esprit de fraternité.
Mes ami(e)s : fousse, koné, Bathily, Fanta, Oumar, Lasse, Alassane, Pierre, Mariam S, Baky, le chemin a été long et difficile mais la fin est proche. Merci pour votre soutien, conseil et esprit de solidarité.

Tout le corps professoral du Collège Carnot, particulièrement Mr Koné et Mr Maurice pour leur amour de la transmission du savoir.

Tous mes Professeurs de la Faculté de Médecine de Pharmacie et d'Odonto-

11

Stomatologie, pour la qualité de l'enseignement reçu.

Tous mes promotionnaires de la Faculté de Médecine, de Pharmacie et d'Odonto-Stomatologie pour votre esprit de famille et votre compréhension.

Tous les médecins pédiatres du CHU Gabriel TOURE, pour les enseignements de qualité que vous ne cessez de prodiguer au quotidien. Merci infiniment et que Dieu vous garde longtemps à nos côtés.

Tous les CES de la pédiatrie, pour les conseils, les enseignements et les beaux moments passés ensemble.

Tous mes aînés de la pédiatrie, de nous avoir montré le chemin. Vos conseils et vos encouragements nous ont beaucoup édifiés. Merci !

Mes collègues internes de la pédiatrie, pour les moments partagés.

Mes cadets de la pédiatrie, pour l'ambiance du travail et les entraides. Bon courage et bon vent.

Nos remerciements vont en l'endroit de tous ceux et toutes celles qui, par leur disponibilité ont contribué de prés ou de loin à la réalisation de ce travail.

LISTE DES ABREVIATIONS :

ABC : Abacavir

ADN : Acide desoxyribonucléique

ARC : AIDS related complexe

ARN : Acide ribonucléique

ARV : Antirétroviral

AZT : Acido-désoxythymidine ou Zidovudine

BAAR :Bacille acido-alcoolo-résistant

BMI :Body Mass Index

CD4 : Lymphocytes T

CDC : Center Disease Control

CESAC : Centre d'écoute de soins d'animation et de communication pour les personnes vivant avec le VIH

CES : Certificat d'Etude de spécialité

CHU- GT : Centre Hospitalier Universitaire Gabriel Touré

CREDOS : Centre de Recherche, d'Etude et de Documentation pour la Survie de l'enfant

CSCOM : Centre de Santé Communautaire

CVD : centre pour le développement des vaccins

DEAP : Département d'Etude des Affections Parasitaires

13

DDI : Didanosine

D4T : Stavudine

EDSM : enquête démographique de santé / Mali

EFV : Efavirenz

ELISA: Enzyme linked immuno sorbent assay.

ENI : Ecole Nationale d'Ingénieurs

FMPOS : Faculté de Médecine de Pharmacie et d'Odontostomatologie

HGT : Hôpital Gabriel Touré

HPG : Hôpital du Point G

IDV/R : Indinavir/ Ritonavir

IMAARV : Initiative Malienne d'Accès aux Antirétroviraux

IF : Inhibiteur de fusion

INTI : Inhibiteur nucléosidique de la transcriptase inverse

INNTI : Inhibiteur non nucléosidique de la transcriptase inverse

IP : Inhibiteur de protéase

ISAARV : Initiative sénégalaise d'accès aux antirétroviraux

LCR : Liquide céphalo- rachidien

LPV /R : Lopinavir/ Ritonavir

M0 : Date d'inclusion

M1 : 1mois de traitement ARV

NFS : Numération formule sanguine

NFV : Nelfinavir

NVP : Névirapine

OMS : Organisation Mondiale de la Santé

ONU : Organisation des Nations Unies

PCR : Polymérase Chain réaction

PNLS : Programme national de lutte contre le sida

PTME : prévention de la transmission mère à l'enfant

PvVIH : Personnes vivant avec le VIH

RIPA : Radio immune precipitation Assay

SIDA : Syndrome immunodéficience acquis

SIV : Simien T lymphocytes virus

SQV /R : Saquinavir/ Ritonavir

TDF : Ténofovir

VIH: Virus de Immunodéficience Humaine

3TC: Lamivudine

15

1 INTRODUCTION

L'infection au Virus de l'Immunodéficience Humaine (VIH) constitue de nos jours un véritable problème de santé publique dans le monde. Le rapport ONU/SIDA de 2010 estimait à 34 millions le nombre de personnes vivant avec ce virus, dont environ 3,4 millions d'enfants de moins de 15 ans [1].

Après les premières tentatives de monothérapie à l'AZT sans succès, l'espoir est né à partir de 1996 avec la mise au point de molécules antirétrovirales (ARV) efficaces, dont l'association a permis de réduire significativement la mortalité par le VIH .En effet, ces substances entrainent une chute de la charge virale (CV) avec pour corollaire une restauration de l'immunité. Toutefois une bonne observance au traitement s'avère indispensable pour le succès thérapeutique. Le danger d'une mauvaise observance est l'émergence de résistance du virus.

C'est en 2001 au Mali, grâce á l'Initiative Malienne d'Accès aux Antirétroviraux (IMAARV), que la prise en charge (PEC) à grande échelle des personnes vivant avec le VIH (PV-VIH) par les ARV a démarré.

A partir de cette date, le traitement ARV a considérablement réduit les taux de mortalité et de morbidité, amélioré la qualité de vie et transformé la perception du VIH/SIDA qui est devenu une maladie chronique avec laquelle on peut vivre. Selon l'Enquête Démographique et de Santé (EDS IV) menée en 2006 le taux de prévalence du VIH était estimé à 1,3% avec cependant des variations non négligeables par région (2).

Si la gratuité des ARV est effective pour tous les patients depuis juillet 2004 le suivi régulier de ces patients reste un facteur déterminant dans la prise en charge des PV-VIH

C'est pourquoi depuis 2006 avec la collaboration de ESTHER un logiciel de suivi de la prise en charge des PV-VIH dénommé ESOPE a été mis en place dans plusieurs sites de prise en charge de PV-VIH dont le Service d'Hépato-Gastro-Entérologie du Centre Hospitalier Universitaire (CHU) Gabriel TOURE (GT)qui est l'un des premiers sites de prise en charge desPV-VIH et beaucoup de patients y sont suivis.

En 2010 une version pédiatrique d'ESOPE a été mise en expérimentation dans le service de PEDIATRIE qui est l'un des premiers sites de prise en charge des enfants infectés par le

17

VIH.

L'intérêt de ce logiciel est d'une part de faciliter la prise en charge individuelle du patient et d'autre part de pouvoir analyser globalement la prise en charge des PV-VIH au niveau du service.

Le but de notre étude est donc d'évaluer l'utilisation de ce logiciel depuis son installation afin d'identifier ses insuffisances et de proposer un système d'amélioration, de vérifier complétude et la qualité de données et enfin d'analyser statistiquement la prise charge des PV-VIH au niveau du service de PEDIATRIE du CHU Gabriel Touré.

2 OBJECTIFS

Objectif général

Analyser à partir des données recueillies sur ESOPE pédiatrique, la prise en charge médicale des enfants infectes par le VIH, sous traitement ARV et régulièrement suivis dans le Service de Pédiatrie du CHU Gabriel TOURE.

Objectifs spécifiques

- Décrire la cohorte des enfants infectés par le VIH et régulièrement suivis sous traitement ARV;

- Apprécier la rétention des enfants sous ARV ;

- Apprécier l'efficacité biologique (Charge virale et lymphocytes T CD4) du traitement ;

- Déterminer l'évolution thérapeutique des enfants régulièrement suivis sous ARV ;

- Apprécier l'observance chez les enfants régulièrement suivis.

- Etudier les enfants sous $2^{\text{ième}}$ ligne

3 GENERALITES

Historique

Les premiers signes de l'épidémie remontent à la fin des années 1970, lorsque des médecins de New York et de San Francisco s'aperçoivent que beaucoup de leurs patients homosexuels souffrent d'asthénie, de perte de poids et parfois même de forme rare et atypique de cancer (comme le sarcome de Kaposi qui s'attaque aux leucocytes)[3]. En 1980 au CHU de Los Angeles, un médecin (Michael Gottlieb) a découvert trois malades homosexuels qui présentaient des signes cliniques voisins (amaigrissement, mycose, fièvre, candidose buccale et pneumonie). Tous les trois présentaient une quantité anormalement basse des lymphocytes T4 dans leur formule sanguine. Alors que les patients étaient décédés, le médecin décide d'envoyer leurs dossiers médicaux au Center of Disease Control d'Atlanta (CDC) qui a diffusé la nouvelle dans tous les U.S.A. Cela a permis en 1981 de recenser 31 cas identiques à ceux du Dr. Gottlieb en moins de 15 jours et touchant toujours la communauté homosexuelle masculine. L'hypothèse d'une origine infectieuse est rapidement soupçonnée, devant la propagation rapide touchant des groupes faisant évoquer une contamination par voie sexuelle (d'abord homosexuelle masculine puis rapidement hétérosexuelle) et sanguine (hémophilies, toxicomanes puis transfusés).

En 1982, un nouveau syndrome est alors défini : le syndrome d'immunodéficience humaine acquise appelé SIDA.

En 1983, le virus responsable de ce syndrome est isolé pour la première fois à Paris à l'institut Pasteur par l'équipe du Professeur Luc Montagnier, à partir d'un prélèvement de ganglion lymphatique. Il est alors baptisé LAV (LymphadenopathyAssociated Virus), puis HTLV-III (Human T-CellLeukemia Virus), aux Etats- unis en 1984.

21

En 1985 les premiers tests de dépistage sont mis sur le marché pendant que les USA réalisent les premiers essais thérapeutiques par l'AZT. Au cours de cette même année la première conférence mondiale sur le Sida a vu le jour à Atlanta aux USA. Elle a été la première d'une série de conférences mondiales qui auront lieu plu tard une fois par an puis tous les deux ans.

En 1986 la communauté scientifique adopte le nom de HIV (Human Immunodeficiency Virus) ou VIH (Virus d'Immunodéficience Humaine) qui remplace LAV et HTLV 3. Le Pr Montagnier et son équipe de l'Institut Pasteur isolent un deuxième virus, le VIH 2, en collaboration avec les chercheurs et médecins de l'Hôpital Claude Bernard de Paris et l'Hôpital Ega Moniz de Lisbonne [4].

En 1988, l'OMS déclare le SIDA comme « grande cause nationale » et institue le 1er décembre comme « journée nationale du SIDA »[5].

Le 11 juillet 1994 le conseil d'administration de la fondation Franco-américaine pour le SIDA (FAAF) reconnaît la paternité de l'équipe française quant à la découverte du virus du SIDA.

Et ces dernières années, on a assisté à une forte mobilisation nationale et internationale au niveau institutionnel, politique, scientifique et associatif. Les associations des personnes infectées et affectées font leur apparition et prennent une place active à tous les niveaux.

Les Nations Unies ont crée une agence mondiale chargée de la lutte contre la pandémie, l'ONUSIDA. Un peu partout dans le monde des programmes nationaux de lutte contre le SIDA sont crées. Le VIH 2, découvert peu après en Afrique, ne diffère surtout du VIH 1 que par ses protéines d'enveloppe ; il est aussi responsable du SIDA chez l'homme (Sénégal, Guinée-Bissau, etc.)[6].

Le VIH1 est certainement apparu avant le déclenchement de l'épidémie de SIDA. La date d'apparition de cette épidémie est méconnue. Il semble que des cas sporadiques aient pu survenir avant le déclenchement de cette épidémie (ainsi, certains ont avancé qu'Érasme de Rotterdam, l'auteur de l'Éloge de la folie", serait décédé en 1536 du SIDA ; cette hypothèse repose sur le fait que les symptômes qui ont précédé son décès ont fait l'objet d'une description précise qui permet de les rattacher à des infections opportunistes définissant le SIDA) [3].

Structure

Il s'agit d'un virus à acide ribonucléique (ARN).

Il appartient à la famille des rétrovirus appelés ainsi en raison de la présence de la transcriptase inverse (TI), qui a la propriété de 'retro transcrire' le matériel génétique sous forme d'ARN en acide désoxyribonucléique (ADN) complémentaire (ADNc) dit pro-viral.

Parmi les rétrovirus, on distingue deux genres :

Les oncovirus (HTLV1, HTLV2) dont la propriété est d'immortaliser leurs cellules cibles, les lymphocytes T (LT).

Les lentivirus (VIH1, VIH2) dont la propriété est de détruire certains lymphocytes T.

Le VIH est un rétrovirus du genre des lentivirus qui se caractérisent par une longue période d'incubation et par voie de conséquence une évolution lente de la maladie (d'où la racine du nom venant du latinlenti, signifiant lent).

Il est d'un aspect globalement sphérique pour un diamètre d'environ 120 nanomètres. Comme de nombreux virus infectant les animaux, il dispose d'une enveloppe composée des restes de la membrane de la cellule infectée. Cette enveloppe est recouverte de deux types de glycoprotéines (GP) : le premier est la protéine gp41 recouverte de la gp120.

C'est précisément cette dernière qui est le récepteur des marqueurs CD4 présents à la surface des cellules CD4+ du système immunitaire. C'est pour cette raison que le VIH n'infecte pratiquement que ces cellules.

A l'intérieur de l'enveloppe se trouve une matrice protéique composée de protéines p17 et encore à l'intérieur de la capside composée de protéines p24. C'est ce dernier type de protéines, avec gp41 et gp120, qui sont utilisés dans les tests VIH western blot. La nucléocapside est composée de protéines p6 et p7.

Le génome du VIH, contenu dans la capside, est constitué d'un simple brin d'ARN en double exemplaire accompagné d'enzymes permettant de transcrire l'ARN viral en ADN.

23

La plus importante est la transcriptase inverse p64. Les deux autres enzymes sont la protéase p10 et l'intégrase p32.

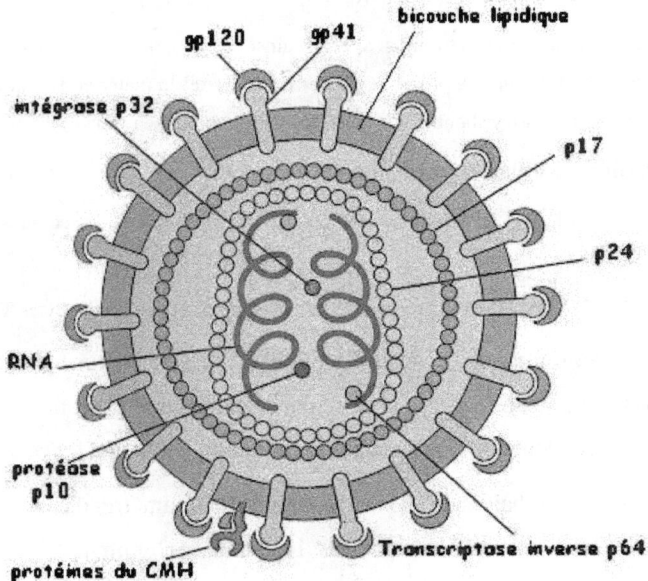

Figure 1Schéma organisationnel du VIH : [3]

Organisation génétique :[3]

L'étude de la structure génétique du VIH permet de comprendre la complexité de ce virus, certaines de ses manifestations cliniques et biologiques, et d'envisager des stratégies pour la recherche thérapeutique.

Le VIH possède 3 gènes principaux rétroviraux codant pour différentes protéines virales :

Gène gag (groupe antigène) code pour des protéines internes ("core") : p50 et p40 qui se cliveront en p13, p18 et p 24.

Gène pol (polymérase) code pour des enzymes nécessaires à sa réplication : notamment

24

p68 (reverse transcriptase) et p34 (intégrase).

Gène env (enveloppe) code pour des glycoprotéines (gp 110 et gp 41 issues de gp 160). La gp 110 est une partie de l'enveloppe responsable de l'interaction avec la membrane de la cellule cible au niveau du récepteur CD4, permettant la pénétration du virus. Une autre propriété de l'enveloppe (gp 41) est de pouvoir induire la fusion cellulaire (syncytium) qui est un des éléments cytopathogènes du VIH.

Contrairement aux autres rétrovirus, le VIH possède d'autres gènes intervenant dans sa réplication ; cette complexité qui lui est caractéristique explique probablement son haut pouvoir pathogène. Il y a des gènes régulateurs : tat (favorise l'augmentation du niveau de la synthèse des protéines virales), rev (favorise l'augmentation des ARN messagers (ARN_m) correspondant aux protéines de gag, pol et env). Il y a aussi d'autres gènes, comme vif, qui permet d'augmenter l'infectiosité, nef (rôle mal connu), vpu, vpr (vpx pour VIH2).

Au total le VIH possède neuf gènes, dont les trois principaux sont *gag*, *pol* et *env*, les six autres *tat*, *rev*, *nef*, *vif*, *vpr* et *vpu* (ou *vpx* pour le VIH-2) codent des protéines régulatrices.

Stabilité physico-chimique:[4]

Les VIH sont des virus fragiles, inactivés rapidement par les agents physico-chimiques tels que : l'eau de javel (solution 10%), l'alcool (70%), l'exposition à des pH > 10 ou < 6, le chauffage à 56°C pendant 30 minutes.

A haute concentration ils pourraient survivre 15 jours à 20°C et presque 11 jours à 37°C.

Physiopathologie de l'infection à VIH

3.1.1 Les cellules cibles du VIH

Le VIH est, tout comme les autres virus, un parasite intracellulaire : isolée, la particule virale est inerte. Elle ne nuit que lorsqu'elle pénètre dans la cellule. Les cellules cibles du VIH sont celles présentant des récepteurs CD4 à leur surface. Ainsi, les lymphocytes T CD4+, les macrophages, les cellules dendritiques et les cellules microgliales cérébrales peuvent être infectés par le VIH. Ainsi, la réplication virale a lieu dans plusieurs tissus.

Le VIH peut cependant infecter des cellules ne possédant pas la molécule CD4 : astrocytes, cellules hématopoïétiques, myocytes, hépatocytes[5].

3.1.2

3.1.3 Évolution naturelle de l'infection à VIH

L'évolution des patients infectés par le VIH et non traités, est variable d'un individu à l'autre ; il se passe en moyenne, de sept à onze ans entre la contamination par le VIH et les premiers symptômes du SIDA.

La survenue de certaines maladies opportunistes fait la gravité de cette affection.

Donc, cette infection peut évoluer de quelques années à plus de 15 années ; et il apparaît que certaines personnes ne feront jamais de SIDA (un peu plus de 10%) : il s'agit des non progresseurs.

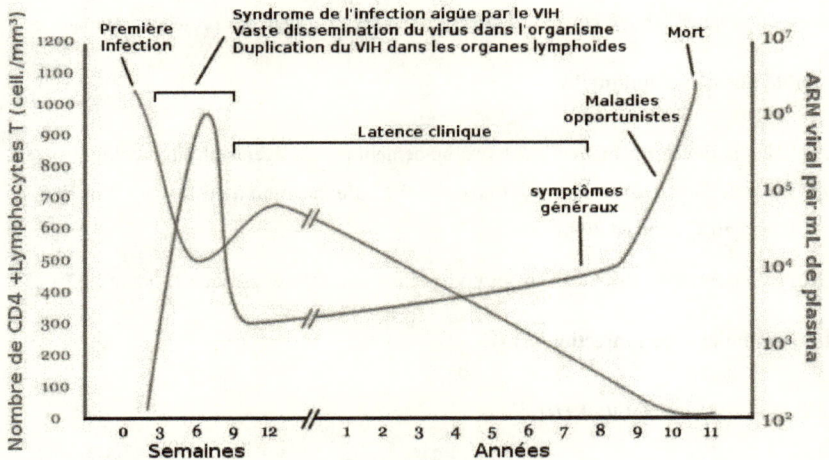

Figure 2 Courbe de l'évolution de l'infection par le VIH (adapté de Fauci et Desrosiers. 1997 [49])

3.1.4 Cycle de réplication du VIH [3]

La réplication du virus se déroule en plusieurs étapes :

26

Etape A : La fixation ou attachement à une cellule

Cette étape repose sur une reconnaissance entre les protéines de la surface virale gp120 et les récepteurs CD4 de la cellule cible. Après l'union avec un récepteur CD4, gp120 change de conformation et est attiré par un corécepteur devant également être présent à côté de la molécule CD4. Pour les macrophages ce corécepteur est CCR5 et pour les lymphocytes T CD4+ c'est CXCR4.

Etape B : La fusion, la pénétration et la décapsidation

C'est la seconde étape de l'infection intervenant juste après l'union de gp120 avec le corécepteur. Cette union libère la protéine gp41 qui se fixe sur la membrane cytoplasmique. Par repli sur elle même, gp41 attire l'enveloppe virale vers la membrane cytoplasmique et la fusion des membranes a lieu et fait pénétrer la capside du VIH dans le cytoplasme de la cellule. Une fois à l'intérieur de la cellule, la capside du VIH se désagrège libérant les deux brins d'ARN identiques et les enzymes qu'elle contenait. Ainsi, la protéine gp120 est responsable de l'attachement et gp41 de la fusion puis pénétration au sein de la cellule.

Etape C : comporte plusieurs phases

La transcription inverse

Cette étape est spécifique aux rétrovirus. Ces derniers ayant pour génome de l'ARN et non de l'ADN, une opération de transcription, "convertissant" l'ARN viral en ADN viral est nécessaire. Car seul de l'ADN peut être intégré dans le génome de la cellule cible. Cette transcription est réalisée par l'enzyme de transcriptase inverse (TI ou RT en anglais pour *reverse transcriptase*). La TI parcourt l'ARN viral et le transcrit en ADN. Une particularité de la TI est de ne pas être fidèle dans sa transcription car faisant souvent des erreurs. C'est la raison pour laquelle le VIH a une très grande variabilitégénétique. Les deux brins d'ARN identiques sont transcrits en ADN par la TI, qui forment par la suite un ADN bicaténaire aussi appelé ADN en double-brin.

L'intégration

L'ADN bicaténaire pénètre dans le noyau cellulaire et s'intègre dans le génome de la cellule cible sous l'effet de l'enzyme intégrase.

27

Etape D : La formation d'un ARN$_m$

Les deux brins d'ADN de la cellule « s'écartent » localement sous l'effet de l'ARN polymérase (ARN$_p$). Des bases azotées libres du noyau viennent prendre la complémentarité de la séquence et se polymérisent en une chaîne monobrin : l'ARN$_m$.

L'épissage : 'ARNm ainsi obtenu est hétérogène. En effet, il est constitué d'une succession d'introns (parties non codantes) et d'exons (parties codantes). Cet ARNm doit subir une maturation pour pouvoir être lu par les ribosomes. Se passe alors une excision des introns, pour ne laisser que les exons.

La traduction de l'ARN : une fois sorti du noyau par l'un des pores nucléaires, l'ARNm est lu par les ribosomes du RER (réticulum endoplasmique rugueux). L'ARNm vient en fait se glisser entre les deux sous unités du ribosome. Pour chaque codon (groupe de trois nucléotides) de l'ARNm, le ribosome attribuera un acide aminé (aa). Ceux-ci se polymériseront au fur et à mesure de la lecture. Un codon initiateur AUG (Adénine-Uracile-Guanine) fera débuter la synthèse tandis qu'un codon stop (UAA ; UGA ; UAG) en marquera la fin.

Etape E Maturation

Elle a lieu dans l'appareil de Golgi : Les polypeptides ainsi formés ne sont pas encore opérationnels. Ils doivent subir une maturation dans l'appareil de Golgi.

Etape F : L'assemblage

Correspond à l'assemblage des polyprotéines virales et de l'encapsidation de l'ARN viral.

Les protéines de structure du virus (matrice, capside et nucléocapside) sont produites sous forme de poly protéines. Lorsqu'elles sortent du Golgi, les différentes protéines sont liées entre elles. Les protéines sont transportées à la membrane où elles rejoignent les glycoprotéines virales membranaires. Des ARN viraux rejoignent les protéines virales. Les protéines de structure s'assemblent pour former la capside et la matrice, englobant cet ensemble.

Le bourgeonnement

La capside sort de la cellule infectée en arrachant une partie de la membrane cellulaire (à laquelle ont été préalablement fixées les protéines virales de surface gp120 et gp41).

La maturation des virus

Une protéase virale doit cliver les liens qui unissent les différentes protéines de structure (matrice, capside et nucléocapside) pour que les virions soient infectieux. Suite aux clivages, les virions sont prêts à infecter de nouvelles cellules.

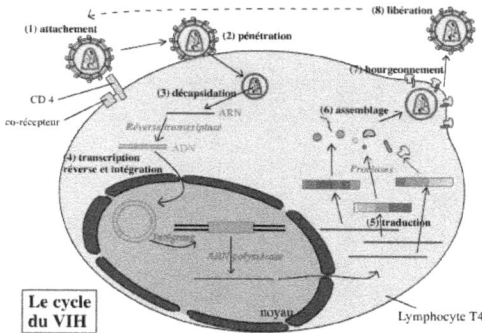

Figure 3 Cycle de réplication du VIH [7]

Diagnostic biologique et examens de laboratoire

3.1.5 Test VIH

Le dépistage ne peut être fait qu'à la demande de la personne ou avec son accord, s'il lui est proposé. Il s'agit d'un acte de biologie médicale confidentiel, protégé par le secret médical et qui doit s'accompagner de conseils, de possibilités de dialogue (counseling pré et post test).

Les tests de dépistage :

A partir d'une prise de sang, selon la méthode utilisée, les tests de dépistage du VIH permettent de détecter soit le virus lui-même, soit les anticorps que l'organisme fabrique pour se défendre en cas d'infection et cela à partir du quinzième jour après une situation à risque, c'est à dire très tôt.

29

Il repose sur la réalisation d'au moins un test de dépistage des anticorps spécifiques des virus de l'immunodéficience humaine généralement de type ELISA. Ce dépistage est effectué après un comportement à risque et/ou l'apparition de symptômes définissant un syndrome rétroviral aigu : fièvre, fatigue, pharyngite, myalgies (douleurs musculaires), lymphadénopathies (augmentation de la taille des ganglions lymphatiques), et inflammations de la peau dans 50 à 90% des patients.

Les tests rapides utilisés comprennent : ImmunoCombII, Génie II, Détermine et quelques rare fois Oraquick

L'annonce ou la signification des résultats

Résultat positif

Un résultat positif signifie que la personne a été infectée. Une prise en charge lui est alors proposée.

Les traitements actuels sont destinés à ralentir ou à empêcher l'évolution vers la maladie SIDA. Ils améliorent souvent considérablement la qualité de vie des personnes atteintes. Ces traitements sont plus efficaces s'ils sont proposés le plus tôt possible après le diagnostic de l'infection.

Le traitement de l'infection ne fait pas disparaître le risque de transmission du virus. Dès qu'une personne est atteinte par le VIH, alors même qu'elle ne le sait pas encore, elle peut le transmettre à son, sa ou ses partenaires, si les rapports sexuels ne sont pas protégés.

Faire une démarche de dépistage c'est donc, en cas de résultat positif, pouvoir bénéficier d'un traitement et aussi pouvoir être informé(e) et encouragé(e) de façon à protéger son (sa) ou ses partenaires en adoptant les moyens de prévention nécessaires.

Résultat négatif

En cas de résultat négatif, on ne peut assurer une personne qu'elle n'a pas été atteinte par le VIH que si trois mois se sont écoulés depuis la dernière situation à risque. C'est pourquoi un test de confirmation doit être pratiqué à la fin de ce délai. Pendant cette période d'incertitude, il est important qu'elle se protège. Un test de dépistage informe une personne sur sa situation par rapport au VIH à un moment donné ; un test dont le résultat est négatif ne protège pas d'une éventuelle contamination future par le virus, si les précautions nécessaires ne sont pas prises.

Confirmation

Les tests de dépistage lorsqu'ils sont positifs doivent être confirmés par un test dit de confirmation (en pratique **western blot**). Les tests de dépistage sont choisis pour leur **sensibilité** et leur **spécificité** dans le but d'éviter tout cas faussement négatif. Ce n'est que lorsque l'ensemble des tests est positif que l'on puisse affirmer que le patient est infecté par le VIH.

Transmission du VIH

Le VIH est présent dans de nombreux fluides organiques. On en a retrouvé dans la salive, les larmes et l'urine, mais en des concentrations insuffisantes pour que des cas de transmissions soient enregistrés. La transmission par ces fluides est ainsi considérée comme négligeable. Par contre, des quantités assez importantes de VIH pour une infection ont été détectées dans le sang, le lait maternel, la cyprine, le sperme, ainsi que le liquide précédant l'éjaculation.

Par voie de conséquence, les trois modes de contaminations sont :

Les rapports sexuels non protégés, qu'ils soient hétérosexuels ou homosexuels représentent la part la plus importante de contamination (90%) ;

Le contact avec du matériel contaminé est de 4% et concerne :

- Les toxicomanes par injection ;

31

- Les transfusés ;

- Le personnel de santé ;

La transmission mère-enfant durant la grossesse, pendant l'accouchement et lors de l'allaitement. C'est durant l'accouchement que les risques d'infection sont les plus élevés (65%) [3].

Epidémiologie du VIH

Le pourcentage mondial de PVVIH s'est stabilisé depuis 2000. Toutefois, le nombre total de PVVIH s'est accru du fait du nombre actuel de nouvelles infections chaque année et des effets bénéfiques des thérapies ARV qui sont plus largement disponibles. L'Afrique subsaharienne reste la région la plus durement touchée par le VIH ; et représente 67% du total PVVIH et 72% des décès dus au SIDA en 2007.

L'épidémie mondiale se stabilise, mais à un niveau inacceptable.

A l'échelle mondiale, on estimait à 33 millions [30 millions-36 millions] le nombre de PVVIH en 2007. Le nombre annuel de nouvelles infections à VIH a baissé de 3,0 millions [2,6 millions-3,5 millions] en 2001 à 2,7 millions [2,2 millions-3,2 millions] en 2007.

Le taux de nouvelles infections à VIH a chuté dans plusieurs pays, même si sur le plan mondial ces tendances favorables sont, en partie du moins, contrebalancées par un accroissement des nouvelles infections dans d'autres pays. En Afrique subsaharienne, la plupart des épidémies nationales se sont stabilisées ou ont commencé à décliner. Toutefois, de nouvelles informations en provenance du Kenya suggèrent qu'en 2007 la prévalence du VIH se situait entre 7,1% et 8,5% comparée à l'estimation de 6,7% en 2003. En dehors de l'Afrique, les infections sont en hausse dans plusieurs pays [1].

Au Mali, les résultats préliminaires de l'enquête démographique et de santé (EDSM-IV) ont montré [2] :

- Le taux de prévalence est de 1,3% dans la population de 15-49 ans ;

- La séroprévalence est relativement plus élevée chez les femmes que les hommes (1,5% Vs 1,0% à 15-49 ans), du fait de la précocité de l'âge au 1er rapport sexuel

32

(2,0% Vs 0,6% à 25-29 ans) ;

- Les écarts régionaux : les taux de prévalence les plus élevés ont été observés à :

- Bamako 2,0% ;

- Mopti 1,6% ;

- Ségou 1,5% ;

- Koulikoro 1,4% ;

Par contre les régions de Kidal (0,6%) ; Tombouctou (0,7%) ; Sikasso (0,7%) et Kayes (0,7%) possèdent les niveaux de prévalence les plus faibles ;

Selon le milieu de résidence la prévalence est plus élevée en milieu urbain (1,7%) qu'en milieu rural (1,1%). Elle est de 1,4% dans les centres urbains [8].

Manifestations cliniques du VIH chez l'enfant (9)

Dans l'ensemble, l'infection chez l'enfant n'est guère différente de celle de l'adulte, les mêmes complications sont observées à un stade avancé de la maladie.

La caractéristique de la maladie de l'enfant est l'existence de 2 profils évolutifs différents; dont l'un est associé à une encéphalopathie sévère.

3.1.6 Forme rapidement évolutive

Cette forme concerne environ 15% des enfants infectés ; dont la transmission se fait in utéro ; elle se caractérise par la constitution en quelque mois d'un déficit immunitaire sévère qui touche l'immunité cellulaire et hormonale. Les premiers symptômes apparaissent entre 1 à 3 mois de vie. Ce sont les hépato splénomégalies parfois associées à des ADP notamment axillaires. Les complications infectieuses sévères de types opportunistes sont précoces, voire inaugurales, mais la complication principale de cette forme est l'encéphalopathie sévère malgré la disponibilité des ARV. Le décès survient en général avant l'âge de 4 ou 5 ans. La transmission étant faite in utéro cette forme peut être diagnostiquée par la positivité de la PCR des premiers mois de la naissance, mais aussi par une décroissance rapide de lymphocytes TCD4. La mesure de la CV permet de suivre l'évolution rapide de cette forme, une gravité particulière a pu être démontrée pour les enfants qui expriment dès la naissance, l'antigène VIH P24 dans leur sérum ou une quantification ARN positive.

3.1.7 Forme lentement évolutive

Elle concerne 80 à 85% des enfants infectés et dans ce cas la contamination se fait en per ou post partum. Les perturbations immunitaires n'apparaissent qu'après plusieurs années d'évolution parfois même après l'âge de 10 à 15 Ans. La symptomatologie clinique peut débuter précocement avant l'âge de 6 mois, sous forme d'une poly-adénopathie avec ou sans hépato splénomégalie mais ces symptômes resteront stables ou même disparaitront pour faire place à une longue période asymptomatique. Les complications infectieuses suivent la lente dégradation du statut immunitaire. Des infections ORL ou bronchiques sont fréquentes, c'est souvent dans cette forme évolutive que sont observées les atteintes viscérales non infectieuses telles que la pneumopathie interstitielle lymphoïde, la néphropathie observée dans un premier temps puis lorsque le taux de lymphocytes TCD4 est effondré, surviennent des infections opportunistes identiques à celles de l'adulte. Il n'y pas d'encéphalopathie sévère au cours de cette forme. Pratiquement tous les enfants de ce groupe sont vivants à 5 ans, le devenir à long terme est encore inconnu mais sera sans doute peu différent de celui de l'adulte vivant avec le VIH.

La distinction de ces modes évolutifs repose sur l'évolution du statut immunitaire dans la première année de vie. Le schéma n'est toutefois pas satisfaisant. Les courbes de suivi des enfants contaminés par voie materno-fœtale ou transfusionnelle à la naissance sont superposables. Dans la forme rapidement évolutive, les lymphocytes s'effondrent rapidement dans les premiers mois de vie. Le plus souvent, c'est entre la 10ème à la 12ème semaine de vie fœtale.

Méthode de diagnostic biologique

Le diagnostic biologique de l'infection à VIH repose sur deux principes :

- La détection du virus lui-même ou certains de ces composants : c'est le diagnostic direct.

- La détection d'anticorps spécifiques du virus : c'est le diagnostic indirect

3.1.8 Test sérologique

Les tests sérologiques sont les techniques de dépistages du VIH les plus utilisés chez l'enfant de plus de 18 mois. Le dépistage d'AC anti VIH est moins fiable chez les nourrissons de moins de 18 mois car ils peuvent être encore porteurs d'AC-anti VIH spécifique acquis de la mère. Les AC d'une mère séropositive sont éliminés de l'organisme du nourrisson (séroconversion) pendant une durée pouvant aller jusqu'à 18 mois [9]. Il n'est plus recommandé dans le cadre de suivi PTME de demander la sérologie VIH à 9 mois de vie qui est le plus souvent positive alors que l'enfant n'est pas infecté. Chez la majorité des enfants non infectés et non allaités, la séroconversion se fait au 15 mois, mais chez un petit nombre (1 à 18 %) elle ne se fait pas avant 18 mois [10]. Les différentes techniques sont :

Les tests rapides :

Ce sont le plus souvent les tests dits par immun chromatographie, avec une filtration ou une migration du sérum sur une membrane ou un support recouvert d'ag recombinant VIH-1 à VIH-2. Lors de cette filtration ou migration, les AC anti VIH, s'ils sont présents dans l'échantillon se fixeront sur les Ag présent sur le support. La révélation de cette liaison antigène anti corps se fait généralement par un conjugué. Le test se réalise en une dizaine de minute en générale et se fait de façon unitaire [5].

Les tests ELISA :

Les tests ELISA sont les tests immuno-enzymentiques (réaction Ag- AC) sur la plaque entre l'Ag du virus (VIH) fixé au fond du puits de la plaque et AC anti VIH présent sur le sérum du patient. Les techniques de révélation peuvent utilisés soit l'Ag anti VIH marqué à une enzyme (ELISA Sandwich) ou des AC anti globulines humaines anti IgG fixé à une enzyme pour faciliter la révélation ELISA indirect.

La technique WESTERN Blot (W B) :

La W B est une technique de transfert sur nitrocellulose, après migration éléctrophorétique en gel de polycrylamide de protéine d'un lysat viral VIH-1 ou VIH-2 sur bandelette W B, différentes protéines constitutives des virus seront connues par des AC spécifiques anti VIH-1 ou VIH-2. Les AC anti VIH spécifiques vont se fixer sur les Ag corécepteurs de la bande de nitrocellulose. Cette   fixation sera révélée par anti globuline humaine couplée à une enzyme il permet parfois d'évoquer une séroconversion récente ou une infection par des variants lors de profil incomplet en cas d'infection à VIH, la W B sera le plus souvent pleinement réactive et donnera peu d'informations complémentaires. Inversement, en cas de non infection les réactivités non spécifiques sont fréquentes et d'interprétation difficile.

3.1.9 Test virologique

Détection de l'antigène P24 :

La protéine P24 vient des protéines de la capside du virus. La détection de l'Ag P24 est la preuve définitive de l'infection à VIH. La recherche de l'Ag P24 peut être effectuée dans la plupart des laboratoires mais sa faible sensibilité limite son utilisation. Elle peut être détectée dès le 15ème jour de l'infection [11].

Détection de l'ADN du VIH par PCR :

Les analyses d'ADN par PCR amplifient les séquences de l'ADN pro viral du VIH dans les cellules. Cette technique détecte donc les lymphocytes infectés quel que soit l'état du virus : en réplication, latent, voire défectif. La PCR-ADN permet de détecter 5 provirus pour 200 000 cellules mononuclées périphériques lorsque la technique est parfaitement au point.

La sensibilité du test à l'ADN viral par PCR est faible au cours des deux premières semaines de vie et approche les 100%, après 4 à 6 semaines de vie sauf chez les nourrissons encore exposés au VIH par l'allaitement. Les échantillons peuvent être contaminés au contact de l'ADN du VIH venant d'autres prélèvements. De nouvelles technologies, telles que les technologies PCR en temps réel pourraient représenter une alternative satisfaisante car elles sont rapides, simples, bon marché et s'adoptent à différentes souches de VIH. La PCR n'est pas nécessaire pour le VIH-2 ; c'est la CV qui est indiquée.

Quantification de l'ARN viral par PCR (CV)

Au cours des phases initiales de l'infection à VIH chez le nourrisson et l'adolescent, le système immunitaire va limiter la réplication virale, en utilisant la réaction de polymérase en chaine (PCR). Il est possible de détecter ARN viral dans le sang. Diverses méthodes peuvent être utilisées afin de quantifier l'ARN plasmatique ; les analyses fréquemment utilisés ont une limite inférieurede détection de 70 copies/ml [12]. L'évolution de la CV chez le nourrisson infecté en période périnatale diffère de celle de l'adulte. Le taux d'ARN viral atteint les valeurs élevées (plus de 100000 copies /ml) à l'âge de 2 mois et reste élevée pendant les douze premiers mois pour diminuer progressivement les années suivantes. Ces taux reflètent probablement l'incapacité du système immunitaire du nourrisson à limiter la réplication virale et éventuellement le nombre plus élève de cellule sensible au VIH. La CV plasmatique est capitale pour le suivi, elle doit être indétectable au bout de 6 mois de traitement bien conduit, si tel n'est pas le cas on parle alors de l'échec virologique. Les tests ARN sont plus sensibles pour une détection précoce (les 2 premiers mois de l'infection).

Isolement du virus par la culture cellulaire :

L'analyse du virus de VIH en culture de cellules mononucléaires du périphérique était considérée comme le critère de référence pour la détection du VIH. L'usage actuel se limite à des laboratoires de recherche [13].

Interprétation des résultats [14]

Chez les enfants de plus de 18 mois :

- L'infection à VIH est confirmée chez ceux dont les résultats sont positifs pour les AC.

- L'infection à VIH est exclue chez ceux dont les résultats sont négatifs pour les AC.

- Les enfants exposés au VIH et qui sont toujours allaités au sein doivent être de nouveau testés, 3 à 6 mois après l'arrêt complet de l'allaitement avant de pouvoir confirmer l'infection.

Chez les enfants de moins de 18 mois :

- Un résultat négatif du test virologique exclue l'infection VIH.

- Un résultat positif du test virologique positif confirme l'infection à VIH. AU Mali il faut toujours deux tests positifs pour confirmer le diagnostic de l'infection à VIH.

Mortalité

Elle se définit comme étant l'action de la mort sur une population exposée en un lieu, dans un espace de temps déterminé. La mortalité constitue une donnée de premier choix pour une planification. Le taux brut de mortalité et les taux standardisés de mortalité sont importants dans la lutte des causes majeures de décès.

Traitement des infections opportunistes

Traitement curatif

Les infections opportunistes (IO) doivent être diagnostiquées, traitées et stabilisées avant de débuter un traitement ARV. En pratique, il est préférable de ne pas débuter au même moment les traitements des IO (prophylaxie ou traitement d'attaque) et les ARV. Par exemple, on évitera de débuter conjointement le cotrimoxazole et la Névirapine (NVP) (risque majoré de rash cutané). Toutefois, il n'est pas nécessaire d'attendre plus d'un mois pour prescrire la NVP après le début d'un traitement par cotrimoxazole.

Traitement d'entretien

Les pathologies comme la cryptococcose neuroméningée, la pneumocystose nécessitent un traitement d'entretien jusqu'à une stabilité du taux de CD4>200/mm3 pendant au moins 6 mois.

Bilan initial et de suivi du patient

Bilan clinique pré thérapeutique : examen clinique minutieux incluant poids, taille, pression artérielle et recherche d'une grossesse chez les femmes en âge de procréer.

Pré inclusion : sérologie VIH et CD4

Le bilan minimum recommandé à l'initiation du traitement est le suivant : numération formule sanguine (NFS), transaminases (ALAT), glycémie, protéinurie par les bandelettes réactives, créatininémie, radiographie du thorax, recherche de Bacille Acido-Alcoolo Résistant (BAAR) en cas de signes d'appel, antigène HBs, groupage rhésus (RH),

L'éducation thérapeutique du patient est indispensable

Jour 15 : évaluation de l'observance et de la tolérance, transaminases chez les patients sous NVP.

Mois 1 : examen clinique incluant le poids, évaluation de l'observance et de bilan biologique suivant : NFS, transaminases (ALAT), protéinurie par les bandelettes réactives, créatininémie, glycémie, recherche de BAAR en cas de signes d'appel.

Après le 1er mois de traitement, le suivi clinique sera maintenu à un rythme mensuel jusqu'au 3ème mois.

Mois 2, 3 : examen clinique incluant le poids, évaluation de l'observance.

Après le troisième mois de traitement, le suivi clinique sera maintenu à un rythme au maximum trimestriel.

Mois 6, 9, 12 puis tous les 6 Mois : examen clinique incluant le poids, évaluation de l'observance, la tolérance, l'efficacité clinique, le bilan biologique standard (NFS, transaminases, créatininémie, glycémie, lipidémie) et immuno-virologique (CD4, CV).

L'évaluation de la réponse immuno-virologique (numération des CD4 et CV) au traitement ARV sera effectuée tous les six mois et au besoin.

Protocole de prise en charge chez l'enfant [16]

3.1.10 Diagnostic et classification du VIH/SIDA chez l'enfant

3.1.10.1 Diagnostic du VIH

3.1.10.1.1 Chez les enfants de plus de 18 mois

Le diagnostic est sur la base de tests sérologiques positifs selon les mêmes modalités que chez les adultes.

3.1.10.1.2 Chez les enfants de moins de 18 mois

39

Chez les enfants de moins de 18 mois, les tests sérologiques ne permettent pas d'affirmer l'infection à VIH. La démarche diagnostique dépendra alors de la disponibilité des tests virologiques.

3.1.10.1.2.1 Les tests virologiques disponibles

Le diagnostic est établi sur la base de deux tests ou plus (PCR ADN ou ARN VIH ou Antigène P24) réalisé sur deux échantillons différents à partir de 4 à 6 semaines d'âge.Chez les enfants sous allaitement, les tests devront être réalisés 8 semaines après l'arrêt de l'allaitement.

Un seul test PCR négatif permettra d'affirmer l'absence d'infection.

3.1.10.1.2.2 Les tests virologiques non disponibles

Lorsque les tests virologiques ne sont pas accessibles, le diagnostic présomptif d'infection VIH doit être évoqué chez un nourrisson avec sérologie VIH positive confirmé sur un deuxième prélèvement associé à :

- Un signe du stade IV OMS (Pneumopathie à *Pneumocystis jirovecii,* cryptococcose neuroméningée, cachexie ou malnutrition sévère ,sarcome de Kaposi, Tuberculose pulmonaire)

- Deux ou plus des signes suivants : muguet, pneumopathie sévère, septicémie.

- Le décès maternel récent lié au VIH, une infection opportuniste sévère liée au VIH chez la mère, un taux de CD4 <20% chez le nourrisson sont aussi en faveur du diagnostic présomptif.

- Il est nécessaire de confirmer le diagnostic le plus tôt possible. Ce diagnostic présomptif devra être confirmé par des tests sérologiques, au plus tard à 18 mois d'âge.

3.1.10.2 Classification du VIH/SIDA

L'appréciation du stade de l'affection VIH/SIDA est basée sur des critères cliniques et immunologiques selon la classification OMS révisée. Elle permet de suivre l'évolution de l'affection et de poser les indications des traitements prophylactiques et antirétroviraux.

La détermination de la sévérité clinique de l'infection VIH/SIDA repose sur la survenue chez d'évènements cliniques précis (cf. annexe),dont le diagnostic sera présomptif ou confirmé.

Tableau I : Classification OMS du SIDA

	Stade OMS
Asymptomatique	I
Modérée	II
Avancée	II
Sévère	IV

Classification clinique OMS révisée [16]

Stade clinique 1

- Asymptomatique
- Lymphadénopathie généralisée

Stade clinique 2

- Hépato splénomégalie
- Prurigo
- Dermatite séborrhéique
- Infection extensive à papillomavirus humain
- Infection extensive à molluscum contagiosum
- Infections fongiques des ongles
- Ulcérations orales récidivantes
- Erythème gingival linéaire

- Perlèche

- Hypertrophie parotidienne

- Zona

- Infections chroniques ou récidivantes des voies aériennes (otite moyenne, otorrhée, sinusite).

Stade clinique 3

Affections pour lesquelles le diagnostic présomptif peut être fait sur la base des signes cliniques ou d'examens simples :

- Malnutrition modérée inexpliquée répondant mal à la prise en charge standard

- Diarrhée persistante inexpliquée de 14 jours ou plus

- Fièvre prolongée inexpliquée (intermittente ou constante) de plus de 1 mois

- Candidose orale (en dehors de la période néonatale)

- Leucoplasie chevelue de la langue

- Gingivite/périodontite aiguë ulcéronécrosante

- Tuberculose pulmonaire

- Pneumonie bactérienne sévère récidivante

- Affections pour lesquelles le diagnostic doit être confirmé

- Affections pulmonaires chroniques associées au VIH incluant une atteinte des petites voies aériennes à type de bronchectasie

- Pneumonie interstitielle lymphoïde

- Anémie inexpliquée (<8 g/dl) et/ou neutropénie (<1000/mm3) et/ou thrombocytopénie (<50 000 /mm3) pendant plus d'un mois.

Stade clinique 4

Affections pour lesquelles le diagnostic présomptif peut être fait sur la base des signes cliniques ou d'examens simples

42

- Syndrome cachectique ou malnutrition sévère inexpliqué ne répondant pas correctement à un traitement adapté

- Pneumonie à Pneumocystis juvovencii

- Infections bactériennes récurrentes présumées sévères (ex. empyème, pyomyosite, infections osseuses ou articulaires, méningite, à l'exclusion des pneumonies)

- Herpès chronique (orolabial ou cutané d'une durée de plus de un mois)

- Tuberculose extra pulmonaire

- Sarcome de Kaposi

- Candidose de l'œsophage

- Toxoplasmose cérébrale (en dehors de la période néonatale)

- Encéphalopathie à VIH

- Affections pour lesquelles le diagnostic doit être confirmé

- Infection à cytomégalovirus (rétinite ou d'un organe autre que le foie, la rate ou les ganglions ; début à un mois ou plus)

- Cryptococcose extra pulmonaire y compris méningite

- Mycose disséminée (ex: histoplasmose, coccidioidomycose, pénicilliose,...)

- Cryptosporidiose

- Isosporose

- Infection disséminée à mycobactéries atypiques

- Candidose de la trachée, des bronches ou des poumons

- Infection herpétique viscérale

- Fistule rectale acquise associée au VIH

- Lymphome (cérébral ou non hodgkinien à cellule B)

- Leucoencéphalopathie multifocale progressive

- Cardiomyopathie ou néphropathie associée au VIH

3.1.10.2.2 Immunologique

Chez l'enfant, la sévérité du déficit immunitaire induite par le VIH est appréciée sur la base du pourcentage des lymphocytes CD4 par rapport aux lymphocytes totaux .

Déficit immunitaire associé au VIH	Age de l'enfant			
	<11m	12-35m	36-59m	>5ans
Non significatif	>35%	>30%	>25%	>=500 mm^3
Modéré	30-35%	25-30%	20-25%	499-350mm^3
Avancé	25-30%	20-25%	15-20%	200-349mm^3
Sévère	<25%	<20%	<15%	<200mm^3 ou<15%

3.1.10.2.3 Indication du traitement antirétroviral

3.1.10.2.3.1 Chez les enfants et nourrissons pour lesquels l'infection est confirmée [16]

Chez les enfants et nourrissons pour lesquels l'infection est confirmée, le traitement est débuté dans les cas suivants :

- Stade OMS pédiatrique IV, quel que soit le taux de lymphocytes CD4

- Stade OMS pédiatrique III, quel que soit le taux de CD4 ou de lymphocytes totaux chez les enfants de plus de 12 mois présentant une tuberculose, pneumopathie interstitielle, lymphoïde, leucoplasie chevelue de la langue, une thrombopénie, le traitement sera guidé par le taux de CD4

- Stade OMS pédiatrique II, en fonction du taux CD4 ou de lymphocyte totaux

- Stade OMS pédiatrique I en fonction du taux CD4

Les critères immunologiques d'initiation du traitement sont rappelés ci-dessous :

Tableau 2 : Critères immunologique d'initiation du traitement antirétroviral :CD4 [16]

CD4	Age de l'enfant

44

	<11mois	12-35 mois	36-59 mois	>5 ans
Pourcentage	<25%	<20%	<15%	<15%
Nombre de CD4	<1500/mm3	<750mm3	<350mm3	<200 mm3

Tableau 3 : Critères immunologiques d'initiation du traitement antirétroviral : Lymphocytes totaux (à considérer uniquement si le comptage CD4 n'est pas disponible) [16]

Lymphocytes	Age de l'enfant			
	<11 mois	12-35 mois	36-59 mois	5 -8ans
Nombre de lymphocytes	<4000/mm3	<3000/mm3	<2500/mm3	<2000/mm3

3.1.10.2.3.2 Chez les enfants de moins de 18 mois avec infection non confirmée

Chez les enfants de moins de 18 mois avec une sérologie VIH positive, pour lesquels l'infection n'est confirmée sur le plan virologique, le traitement sera débuté qu'en cas d'infection VIH sévère présumé. (cf.ci dessus)

Définition des ARV

Les ARV constituent un groupe de médicaments anti-infectieux antiviraux actifs sur les virus du SIDA (VIH1 et VIH2). Il s'agit de médicaments essentiellement virostatiques qui agissent par inhibition enzymatique [15].

3.1.11 Historique

La Zidovudine (AZT), premier ARV à avoir été mis sur le marché, est connue depuis 1964 (étudiée pour ses propriétés anticancéreuses). Son activité ARV (sur le virus du Friend) fut démontrée en 1975 ; celle contre le VIH a été démontrée au National Cancer institutes

(NCI) aux USA puis son développement clinique subventionné conduit dans un temps record à une autorisation de mise sur le marché (AMM) en 1987. Molécule simple dérivée de la thymidine, extraite de la laitance de hareng, l'AZT a bénéficié rapidement de mode de production moins coûteux, à partir de D-xylose.

En 1987, Food and Drug Administration aux USA a homologué la Zidovudine (AZT).

Les années suivantes, d'autres nouveaux médicaments de la même famille ont été introduits (Didanosine, Stavudine, Abacavir, Lamivudine).

Les principaux problèmes rencontrés avec tous ces produits, y compris l'AZT sont leur activité limitée, leur toxicité et leur intérêt diminuant avec le temps à cause de l'apparition de résistances.

En 1996 une autre famille d'antirétroviraux fut disponible, les inhibiteurs de la protéase (IP) qui feront naître de nouveaux espoirs par la trithérapie [17]

3.1.12 Classification des ARV

Les ARV actuellement disponibles agissent au niveau des enzymes nécessaires à la réplication du VIH et de l'entrée du virus dans la cellule.

Les inhibiteurs de la transcriptase inverse

- Les analogues nucléosidiques et nucléotidiques inhibiteurs de la transcriptase inverse (INTI) ;

- Les inhibiteurs non nucléosidiques de la transcriptase inverse (INNTI)

Les inhibiteurs de la protéase (IP)

Les inhibiteurs de fusion et d'entrée (IF) (IE)

Les inhibiteurs d'intégrase (II)

Les inhibiteurs de la CCR5 (ICCR5)

3.1.12.1 Inhibiteurs de la transcriptase inverse (TI)

46

3.1.12.1.1 Inhibiteurs nucléosidiques de la TI

Ces inhibiteurs nucléosidiques de la TI (INTI ou NRTI pour nucléoside reverse transcriptase inhibitor) sont des pro médicaments qui doivent être triphosphorylés dans la cellule pour être actifs. Ils entrent alors en compétition avec les nucléosides naturels et sont incorporés dans le premier brin d'ADN pro-viral lors de la synthèse par la TI. Ils n'ont pas de groupement OH en 3', de sorte que leur incorporation empêche la TI d'ajouter un nouveau nucléotide à l'ADN pro viral en formation, entraînant l'arrêt prématuré de l'élongation de l'ADN pro-viral.

Les analogues nucléosidiques sont, à des degrés divers, des inhibiteurs de l'ADN polymérase mitochondriale. D'où une toxicité mitochondriale mise en évidence dès les phases pré cliniques de leur développement. Cette toxicité a une expression clinique et biologique au niveau de plusieurs organes, se traduisant par des myopathies, des lipoatrophies, des neuropathies périphériques, des pancréatites, voire des défaillances polyviscérales par acidose lactique, parfois fatales. De rares cas de mitochondripathies sévères ont été observés chez les enfants exposés aux ARV pendant la grossesse [9].

Les différentes molécules :

- Zidovudine (AZT)

- Didanosine (DDI)

- Lamivudine (3TC)

- Stavudine (D4T)

- Abacavir 300mg (ABC)

- Ténofovir (TNF)

- Zalcitabine

- Emtricitabine

Les huit premières molécules sont utilisées au Mali.

3.1.12.1.2 Inhibiteurs non-nucléosidiques de la transcriptase inverse (INNTI)

Les INNTI (ou NNRTI pour non nucléoside reverse transcriptase inhibitor) constituent une famille d'ARV structurellement et fonctionnellement différents des INTI. En effet, c'est directement, sans transformation intracellulaire, qu'ils inhibent la RT, et cela de façon non compétitive en se fixant dans une petite poche hydrophobe située près du site actif de RT.

C'est des inhibiteurs puissants et très sélectifs de VIH-1, inactifs sur le VIH-2. Ces produits peuvent présenter une activité ARV importante mais ils se caractérisent tous par l'émergence rapide de résistance en situation d'échec virologique [16].

Les différentes molécules

- Efavirenz (EFZ)
- Névirapine (NVP)
- Delavirdine

Les deux premières sont utilisées au Mali.

3.1.12.2 Inhibiteurs de la protéase (IP)

Les inhibiteurs de la protéase (IP ou PI pour protéase inhibitor) bloquent la phase tardive de la maturation virale. La protéase du VIH clive les polypeptides précurseurs, produits des gènes *gag* et *pol* codant pour les protéines de structure et les enzymes du virion. Les virions produits sous IP sont immatures et donc incapables d'infecter de nouvelles cellules et sont éliminés de la circulation par un mécanisme encore mal connu [18]. Les IP sont in vitro tous actifs sur le VIH1 et le VIH2 à des concentrations nanomolaires. Contrairement aux INTI, les IP sont directement actifs sans nécessité de passer par des étapes de phosphorylation intracellulaire [24].

Les différentes molécules

- Indinavir (IDV)
- Nelfinavir (NFV)
- Ritonavir (RTV)
- Lopinavir (LPV)

- Association Lopinavir+Ritonavir

- Saquinavir (SQV)

- Amprénavir

- Atazanavir

- Fosamprenavir.

Les cinq premières sont utilisées au Mali. Le Saquinavir et L'Amprénavir sont attendues.

3.1.12.3 Inhibiteurs de fusion et d'entrée

Les inhibiteurs de fusion interviennent au moment de la pénétration et bloque la protéine gp41 l'empêchant de se lier à la membrane cytoplasmique.

Plusieurs produits sont à l'étude et seul l'Enfuvirtide (T20) a reçu une autorisation de mise sur le marché américain en 2003. Son mode d'administration est injectable par voie sous-cutanée [4].

3.1.12.4 Inhibiteurs de l'intégrasse (II) [20]

L'intégrase catalyse l'étape dite d'intégration du cycle réplicatif des agents infectieux (suite d'étape critique), ce qui a comme résultat d'intégrer l'ADN du VIH-1 dans le génome de la cellule hôte. Le premier inhibiteur de l'intégrase sur le marché est le Raltegravir.

3.1.12.5 Inhibiteurs de la CCR5 (ICCR5) [21]

Le Maraviroc est un antagoniste sélectif du corécepteur á chémokines CCR5 pour les souches de VIH-1 á tropisme R5 exclusivement. Les ICCR5 ne fonctionnent que pour les patients dont le virus utilise le CCR5. Ces médicaments ne sont efficaces ni pour les patients porteurs de virus qui utilisent le corécepteur CXCR4 (virus á tropisme X4) ni pour les patients qui utilisent les deux corécepteurs á la fois (virus á tropisme double ou mixte).

Régimes thérapeutiques

49

3.1.13 Intérêt

Les ARV sont des molécules chimiques susceptibles d'entraver et de ralentir la réplication du VIH/SIDA dans l'organisme. Le traitement ARV a pour but de réduire la CV plasmatique au niveau le plus bas possible, afin de la rendre<<indétectable>> par les tests de mesure les plus sensibles, le plus longtemps possible ainsi que de permettre d'augmenter de taux de CD4 du patient traité[22].

L'objectif est de stabiliser l'infection sans réplication, ni évolution clinique. Ils peuvent être également administrés dans un but préventif dans le cadre de la transmission mère-enfant du VIH.

Par ailleurs en cas de contact accidentel potentiellement infectant avec le VIH, le traitement ARV permet de diminuer le risque de contamination [24].

3.1.14 Principe du traitement chez l'enfant [16]

Les principes du traitement ARV de l'enfant sont identiques à ceux de l'adulte avec cependant quelques caractéristiques :

- L'éducation thérapeutique de ceux qui ont la charge de l'enfant, garante de la bonne observance , est primordiale.

- Les posologies doivent être ajustées en permanence en fonction de l'évolution pondérale des enfants.

- Il n'existe pas toujours des formes galéniques adaptées à l'usage pédiatrique. Les formes pédiatriques(sirop et suspensions)sont utilisées l'enfant de moins de 15kg ;on préférera la forme comprimé chez l'enfant de plus de 15kg.

3.1.14.1 Régime thérapeutique de première ligne

- L'option thérapeutique préférée en première ligne est une trithérapie associant deux inhibiteurs nucléosidiques de la transcriptase inverse(INNTI).

- Les schémas préférentiels en première ligne :

AZT+3TC+(NVP ou EFV)

Les régime alternatifs suivants sont possibles :

- D4T+3TC+(NVP ou EFV)

- ABC+3TC+(NVP ou EFV)

- NB :Pour les enfants âgés de moins de 18 mois :

- Le régime préférentiel est une trithérapie comprenant 2 INTI+1IP

- En alternatif, on pourra utiliser la névirapine. L'efavirenz ne doit pas être utilisé chez les enfants âgés de moins de 3 ans ou pesant moins de 10 kg.

- Abacavir chez les enfants de moins de 3 ans ou moins de 10 kg.

- En cas de contre indication ou de toxicité à une molécule du schéma préférentiel de première ligne, on substituera la molécule incriminée par une autre molécule.

Tableau 4 :Substitution en cas de toxicité ou de contre indication [16]

ARV 1ère ligne	Toxicité la plus fréquente	Changement
ABC	Hypersensibilité	AZT

AZT	Anémie sévère ou neutropénie	D4T ou ABC
	Acidose lactique	ABC
	Intolérance gastro-intestinale sévère	D4T ou ABC
D4T	Acidose lactique	ABC
	Neuropathies périphériques	AZT ou ABC
	Pancréatite	
	Lipoatrophie/syndrome métabolique	ABC
EFV	Toxicité du système nerveux central persistante et sévère	NVP
	Teratogenicité(adolescent au premier trimestre de grossesse ou en âge de procréer sans contraception adéquation)	
NVP	Hépatite symptomatique aigue	EFV
	Réaction d'hypersensibilité	Ne pas donner EFV, préférer:3IN(moins puissant ou IP(mais début prématuré de la deuxième ligne
	Rash sévère ou mettant la vie en danger (syndrome de Stevens Johnson et Lyell)	

Certains cas particuliers existent :

- Co-infection VIH/Tuberculose

- Le schéma préférentiel pour les enfants de plus de 3ans ou de plus de 10kg, comporte :(AZT ou D4T)+3TC+(NVP ou EFV)

- Schéma alternatif :2INTI+1INNTI :(AZT ou D4T)+3TC+(NVP ou EFV)

- NB :Chez les enfants de moins de 10kg ou moins de 3ans, on préférera un schéma contenant la Névirapine et chez les enfants de plus de 10kg ou plus de 3ans la Névirapine ou Efavirenz.

- Infection VIH2 :dans ce cas, on utilisera un inhibiteur nucléosidique en lieu et place des INNTI qui ne sont pas efficaces sur le VIH2.

- Schéma préférentiel: (AZTou D4T)+3TC+LPV/rv

- Schéma alternatif :AZTou D4T+3TC+ABC

Résistance du VIH aux ARV

3.1.15 Historique

La résistance à un ARV a été rapportée pour la première fois il y a 12 ans chez des patients sous monothérapie par AZT. Depuis, les thérapeutiques ARV se sont enrichies mais la résistance est une des principales causes de leurs échecs. En prévenir l'apparition est un des buts principaux des recommandations thérapeutiques régulièrement actualisées. De plus, sont entrés dans la pratique clinique les tests génotypiques de résistance aux ARV, dont on a démontré l'utilité pour optimiser le choix du traitement de seconde ligne en cas d'échec [26].

La résistance a été reconnue comme l'une des causes majeures d'échec thérapeutique.

La résistance est liée à l'apparition de mutations au niveau des gènes qui codent pour la RT et la protéase, entraînant des modifications de leur structure et une insensibilité aux ARV concernés.

La résistance aux ARV est une conséquence de la variabilité des différents types de VIH [24].

Pour les IP, la résistance ne se manifestera que lorsque plusieurs mutations se seront accumulées sur le gène de la protéase d'un même génome viral [27].

Dans ce cas, les variants résistants n'émergeront que plus lentement, sélectionnés de façon cumulative si la réplication virale persiste. Il a donc été montré une relation directe entre la réplication virale persistante en présence d'un ARV et l'émergence d'une résistance à celui-ci.

Le traitement ARV peut réduire l'émergence de la résistance de deux manières :

S'il maximalise et maintient l'inhibition de la réplication virale ;

53

Si les médicaments utilisés font que plusieurs mutations sont nécessaires pour que la résistance puisse apparaître.

La «barrière génétique» des INNTI est en général très fragile à la résistance, car une mutation unique peut être suffisante pour provoquer une résistance.

Les IP et les inhibiteurs nucléosidiques sont plus robustes, dans la mesure où plusieurs mutations sont nécessaires pour qu'émerge une résistance aux médicaments de ces deux familles [28].

La meilleure prévention de l'apparition de la résistance aux ARV consiste à diminuer de façon profonde et durable la CV [25]. Il est donc primordial que les stratégies de traitement soient bien structurées et supervisées.

Une surveillance active des résistances doit accompagner tout programme de traitement ARV.

Modification de la thérapeutique antirétrovirale

Les circonstances dans lesquelles on est amené à modifier un traitement ARV sont les suivantes :

3.1.16 Intolérance au traitement

En présence d'une intolérance médicamenteuse, il est souvent utile de mesurer la concentration résiduelle plasmatique du médicament (RTV, LPV…), en particulier si le produit a un index thérapeutique relativement étroit, s'il existe un risque d'interactions médicamenteuses, en cas de co-infection par le VHC ou le VHB.

Les modifications lipidiques, l'élévation de la glycémie doivent être prises en considération lorsque ces paramètres ont été mesurés strictement à jeun. En cas d'élévation significative, il faut évaluer le régime alimentaire du patient et proposer des conseils nutritionnels, surtout avec les IP.

Les effets secondaires doivent être suffisamment sévères ou gênants et /ou durables malgré des traitements symptomatiques pour conduire à l'interruption du traitement. Il est important de mesurer les risques de changer une thérapeutique ARV, le nombre d'ARV étant, par famille thérapeutique, relativement limité [27].

Il faut distinguer :

Les effets secondaires immédiats ou liés à un ARV en particulier ;

Les effets secondaires plus souvent liés à une classe thérapeutique ou à la durée du traitement (lipoatrophie, syndrome métabolique, fatigue chronique).

On peut être amené à tester la responsabilité d'un médicament en le suspendant transitoirement d'un régime thérapeutique et, selon certaines conditions, en le réintroduisant pour confirmer l'effet. C'est une précaution supplémentaire pour vérifier la responsabilité d'un médicament dans la survenue d'un effet secondaire qui permet de ne pas écarter à tort de l'arsenal thérapeutique.

D'autres effets secondaires peuvent être gérés par un traitement symptomatique ou une réduction posologique, éventuellement en s'aidant de dosages plasmatiques (IP boosté). Après une première thérapie avec IP et succès immunovirologique, il est possible de maintenir cette efficacité immunovirologique en substituant l'IP par un INNTI (EFZ ou NVP) ou ABC, dans un souci d'épargne thérapeutique, de gestion d'effets indésirables, de simplification du schéma thérapeutique et d'amélioration de l'observance et de qualité de vie. Cette substitution expose toutefois à un risque d'échappement virologique supérieur chez les patients ayant un historique de monothérapie ou de bithérapie avec analogue(s) nucléosidique(s), en raison de l'accumulation de mutations de résistance, archivées dans les cellules. Un antécédent d'hypersensibilité à ABC CI définitivement toute réintroduction de ce produit.

La simplification thérapeutique doit s'accompagner d'un suivi rapproché tant sur le plan clinique (observance, tolérance) que biologique (tolérance, efficacité). En cas de survenue d'un rebond virologique, le retour au traitement antérieur (IP) est efficace, si cette modification est faite précocement et alors que la CV n'est pas encore très élevée (<10000 copies /ml).

La substitution d'un IP par la NVP ou l'ABC améliore le profil lipidique. En cas de lipoatrophie, une amélioration a été constatée avec la substitution de la D4T par un autre nucléoside, ou de l'ensemble des nucléosides par un traitement sans nucléoside [26].

3.1.17 Echec thérapeutique

Il se définit par :

Echec clinique caractérisé par la survenue de manifestations cliniques, témoins de la progression de la maladie VIH (symptômes liés au VIH, nouvelle IO ou rechute d'une infection préexistante, survenue de tumeurs). Habituellement ce stade d'échec clinique s'accompagne d'un échec biologique avec des lymphocytes CD4 effondrés et une CV élevée ;

Echec immunologique défini par l'absence d'ascension des lymphocytes CD4 malgré un traitement ARV efficace depuis au moins 6 mois. Cette situation se rencontre plus volontiers chez les patients ayant initialement un taux de lymphocytes CD4 pré thérapeutique bas, un âge plus avancé. Cet échec peut s'accompagner d'un succès virologique ou d'un échec virologique ;

Echec virologique qui constitue la situation la plus fréquemment rencontrée. Il pourrait stricto sensu être défini comme toute valeur détectable de la CV plasmatique. Même si l'obtention d'une CV indétectable reste l'objectif de tout traitement ARV, en pratique il est difficile de considérer comme un échec virologique toute valeur de CV immédiatement supérieure au seuil de détection, contrairement à ce qui est présenté dans les essais cliniques. En outre, lorsque la CV est inférieure à 1000 copies/ml, il faut discuter de la spécificité de la technique. En pratique on peut admettre que toute valeur de la CV supérieure à 5000 copies/ml constitue un critère d'échec virologique certain. La dynamique de la CV est un élément important et l'augmentation de celle-ci à 4 ou 8 semaines d'intervalle est un élément décisif du diagnostic de l'échec [26].

Le logiciel ESOPE Pédiatrique

Après la mise en exploitation dès 2002 du logiciel ESOPE qui permet le suivi de la prise en charge médicale des PV-VIH adultes, une demande est apparue pour le suivi spécifique des enfants exposés et des enfants infectés.

Ce logiciel a été conçu et financé par le GIP ESTHER en collaboration avec un groupe de travail comprenant des pédiatres du Sud et du Nord.

Il a été développé par la société EPICONCEPT à partir d'une technologie Web (architecture n tiers avec Mozilla Firefox comme client, frameworks Voozanoo et SBBD Mysql).

Bien que mis en test dans plusieurs pays dès 2007, il n'est vraiment devenu opérationnel qu'après la phase de test dans le service de pédiatrie de l'hôpital Gabriel Touré.

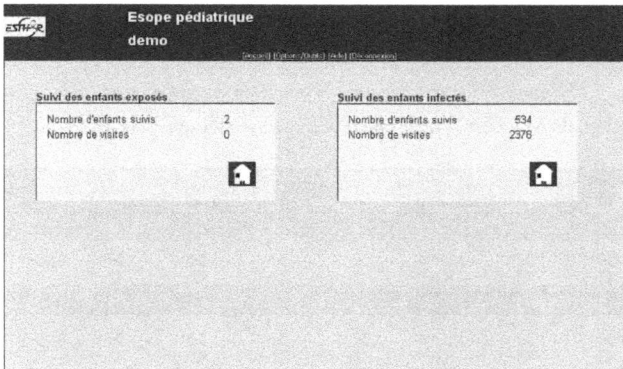

Figure 4 : Ecran d'accueil d'ESOPE pédiatrique

Esope pédiatrique comporte une partie permettant le suivi des enfants exposés et une partie permettant le suivi des patients infectés.

Notre travail s'est limité à l'étude des enfants infectés sous traitement ARV, aussi nous ne présenterons que la partie « suivi de la prise en charge médicale des enfants infectés ».

Esope pédiatrique comprend différents modules :

57

> Gestion des patients et des visites

> Utilitaires

> Rapports automatisés

3.1.18 Gestion des patients et des visites

Un dossier informatisé comporte un dossier patient et des fiches visites.

La recherche d'un ancien patient ou la création d'un nouveau patient se fait à l'aide de la fenêtre suivante :

Figure 5 : Recherche ou création d'un dossier patient

Si le patient existe dans la base, on accède à la fiche synthétique suivante :

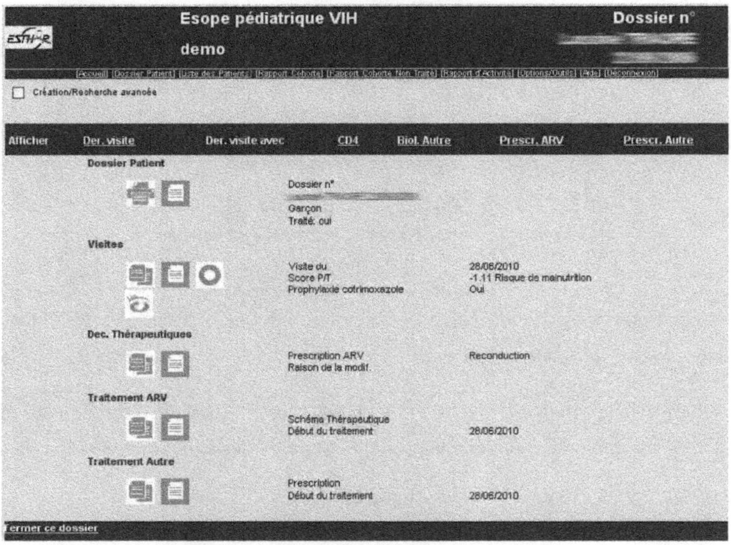

Figure 6 : fiche synthétique d'un dossier

3.1.18.1 Le dossier patient

Un clic sur l'icône du dossier patient permet d'ouvrir ce dossier qui comporte 5 onglets

1. Le choix du mode de saisie « Minimale » ou « Complète »,

2. Les onglets de sélection des différents sous-écrans du dossier patient,

3. La zone de saisie des informations,

4. Les boutons d'annulation, de passage d'un sous écran à un autre et d'enregistrement

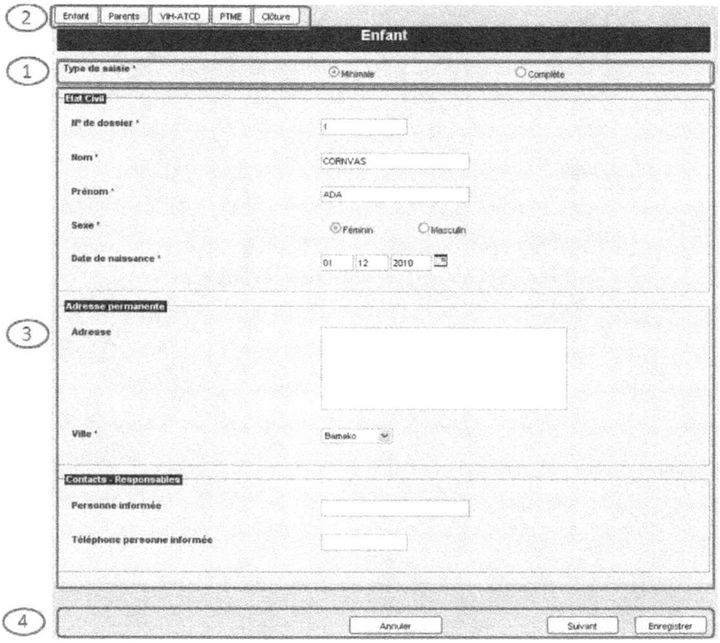

Figure 7 : dossier patient : présentation générale et onglet enfant

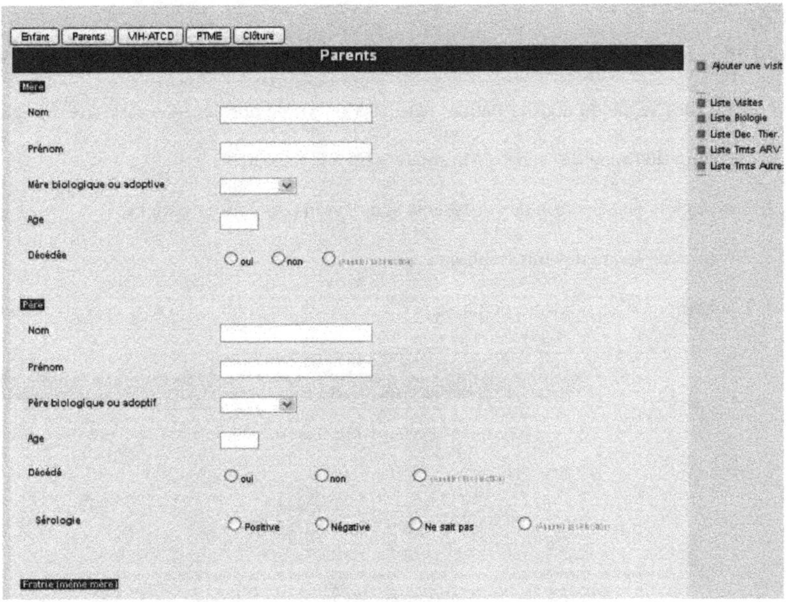

Figure 8 : Dossier patient : onglet parents

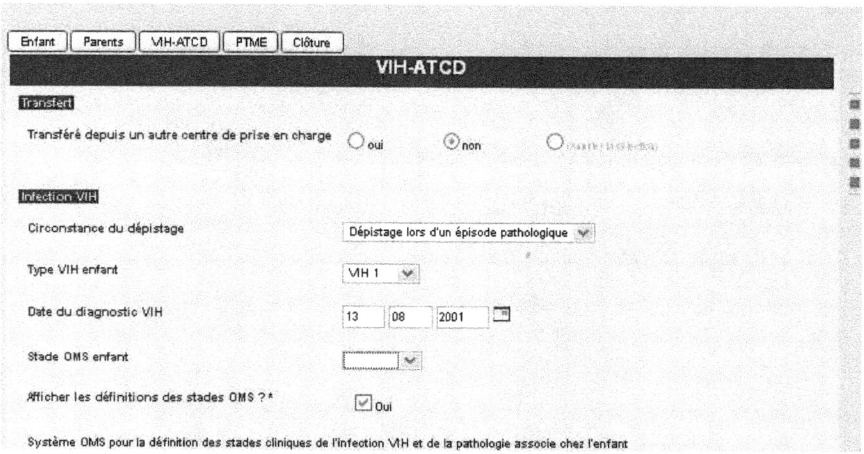

Figure 9 : Dossier patient : onglet VIH-ATCD

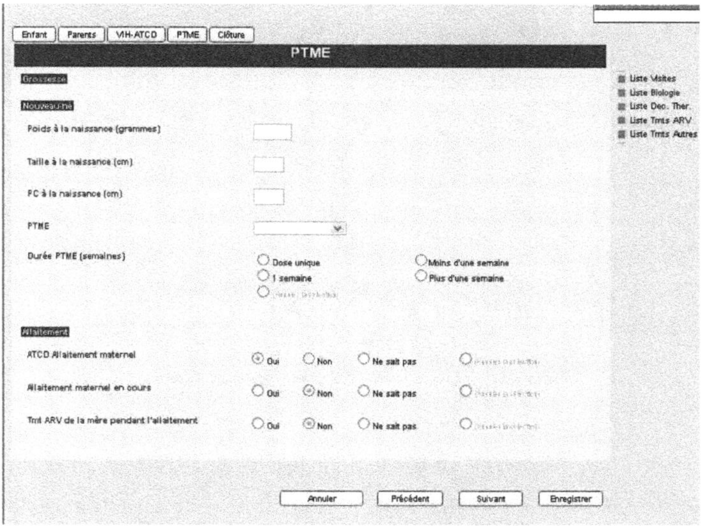

Figure 10 : Dossier patient : onglet PTME

3.1.18.2 Le dossier visite

L'écran de saisie d'une visite d'un patient infecté comporte quatre zones importantes :

Le choix du mode de saisie « Minimale » ou « Complète »,

Les 7 onglets de sélection des différents sous-écrans d'une visite,

La zone de saisie des informations liées à la consultation,

Les boutons d'annulation, de passage d'un sous-écran à un autre et d'enregistrement.

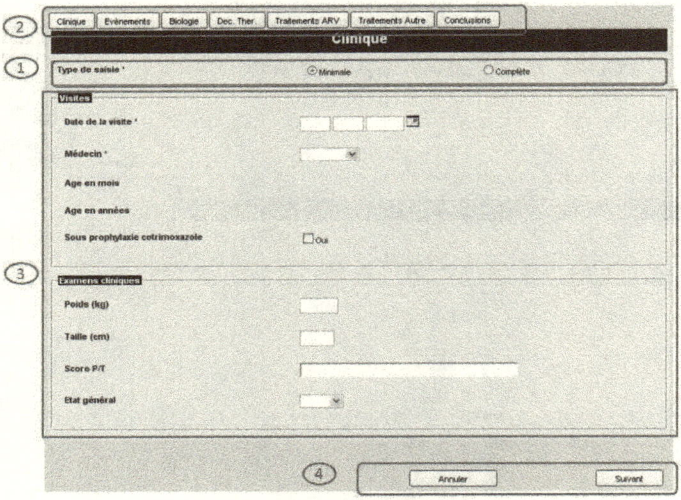

Figure 11 : Dossier visite : Présentation générale

Les informations à saisir varient en fonction du sous-écran sélectionné et du mode de saisie. Il existe sept zones de saisie différentes :

« Clinique »   permet de saisir le nom du médecin à l'origine de la consultation, la date de visite et les données de l'examen clinique. L'âge et le rapport Poids / Taille sont calculés automatiquement si les données nécessaires à leur calcul ont été renseignées.

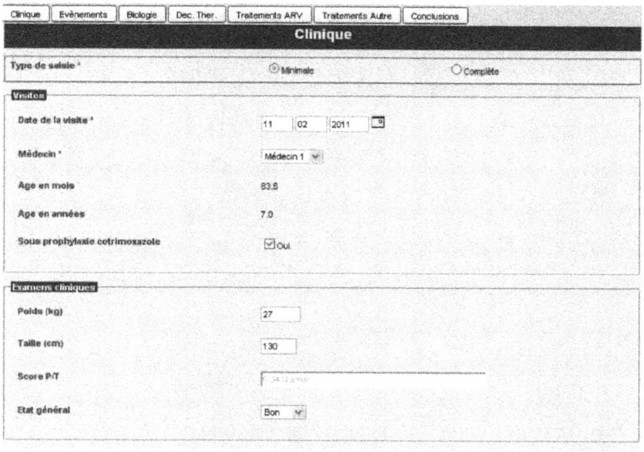

Figure 12 : Dossier visite : onglet clinique

« Evènements » : cet écran ne s'affiche qu'en mode de saisie complète et après avoir répondu « oui » à la question « Evénement(s)s survenu(s) ». Il permet de renseigner la survenue d'événements cliniques entre deux consultations.

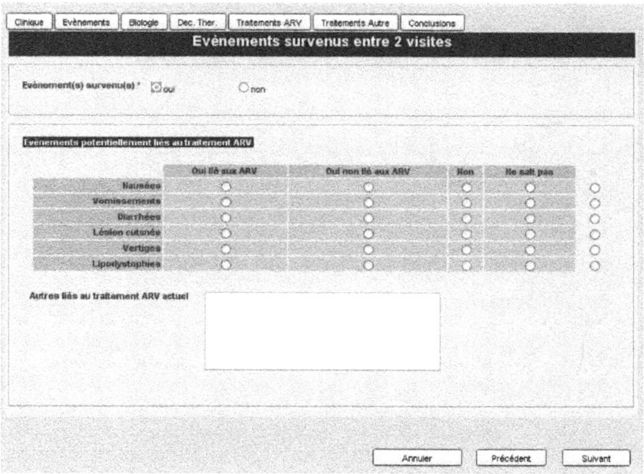

Figure 13 : Dossier visite: onglet évènement

« Biologie » cet écran ne s'affiche qu'après avoir répondu « oui » à la question « Examen(s) complémentaire(s), il permet de saisir les résultats d'examens biologiques nécessaires au suivi d'un patient infecté.

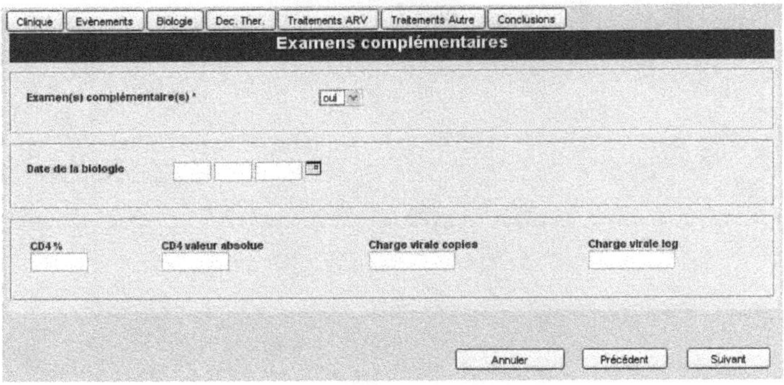

Figure 14 : Dossier visite : onglet examens complémentaires

« Dec. Ther. » cet écran permet de préciser si une prescription d'ARV et/ou d'un autre type de médicament doit être envisagée. Le type de prescription peut être renseigné : nouvelle prescription, renouvellement, modification, arrêt, reprise, ...

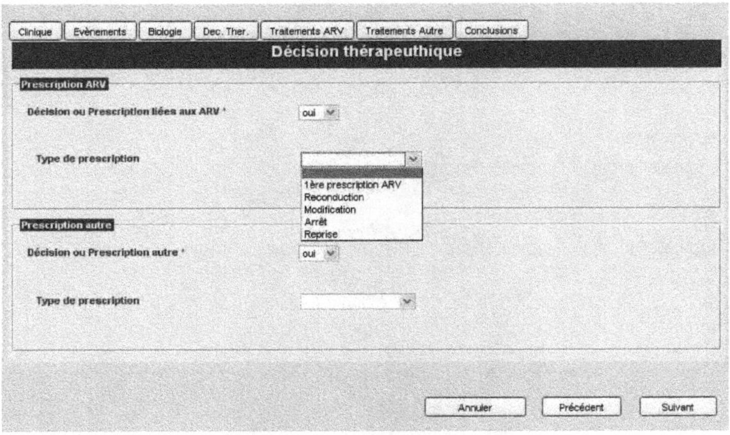

Figure 15 : Dossier visite : onglet décision thérapeutique

« Traitements ARV » permet de prescrire un traitement ARV si une « prescription liées aux ARV » a été saisie au sous écran « Dec. Ther. ».

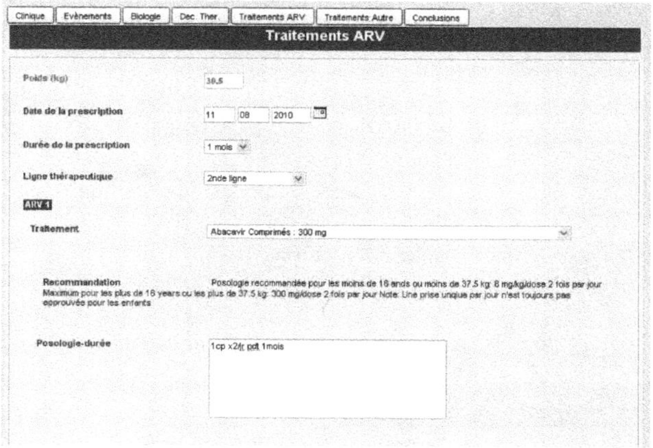

Figure 16 : Dossier visite : onglet traitement

On peut préciser grâce à des listes déroulantes :

- La durée de la prescription,

- La ligne thérapeutique,

- La molécule prescrite, sa forme galénique, et son dosage.

La posologie doit être renseignée sous forme de texte

En bas de ce sous écran, le schéma thérapeutique s'affiche automatiquement en fonction des molécules prescrites et vous pouvez saisir une observation.

« Traitements Autre » permet de réaliser une prescription de médicaments autres qu'un ARV si une « Prescription autre » a été saisie au sous écran « Déc.Ther. »

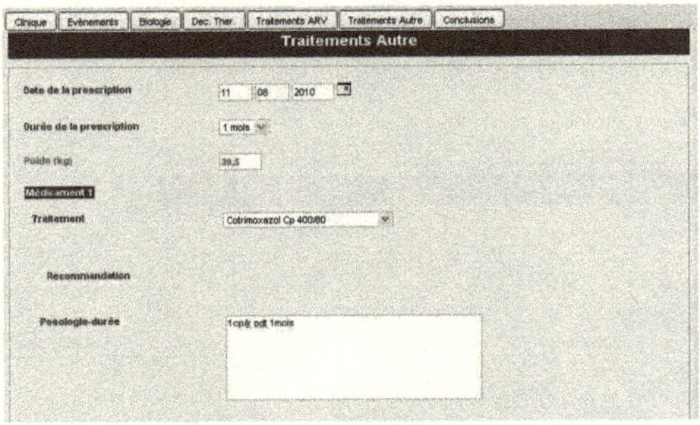

Figure 17 : Dossier visite : onglet autre traitements

« Conclusions » permet de fixer la date de la prochaine visite et de saisir une conclusion.

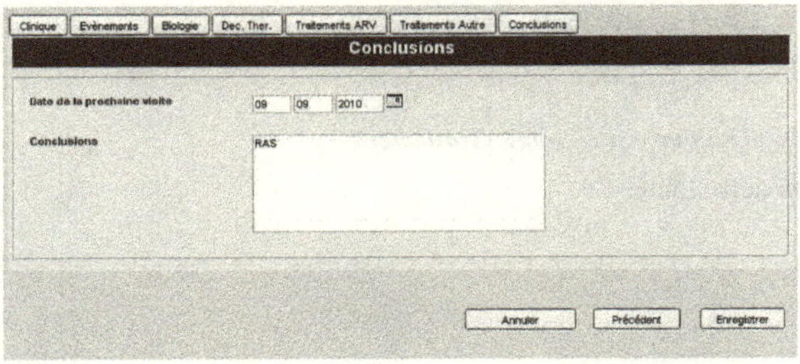

Figure 18 : Dossier visite : conclusion

3.1.19 Les utilitaires

En cliquant sur « Options/Outils », on accède à menu permettant d'effectuer :

Des paramétrages (centre, médicaments, villes, médecins)

Des exportations de données sous un format défini (Epi-Info, cmv, xml)

Des analyses

Des sauvegardes et des restaurations

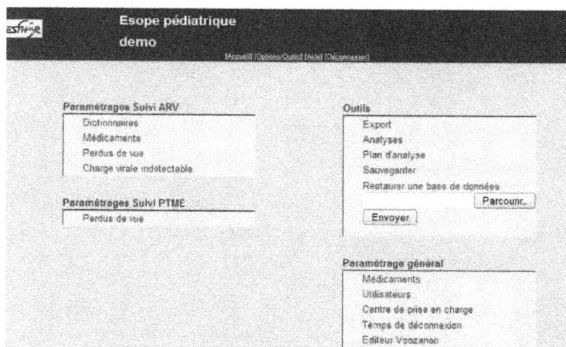

Figure 19 : Ecran "outils/paramétrage"

3.1.20 Les rapports automatisés

3.1.20.1 Rapport d'activité

Pour accéder aux rapports d'activité des patients infectés, cliquez sur le menu « Rapport d'activité » après avoir sélectionné le suivi des enfants infectés depuis la page d'accueil.

Esope pédiatrique

demo

[Accueil] [Dossier Patient] [Liste des Patients] [Rapport Cohorte] [Rapport Cohorte Non Traité] [Rapport d'Activité] [Options/Outils] [Aide] [Déconnexion]

PRISE EN CHARGE ANTIRETROVIRALE: RAPPORT D'ACTIVITÉ

Centre — Epiconcept
Début — 01 01 2008
Fin — 31 12 2008

[valider]

SOINS MÉDICALISÉS ET TRAITEMENT ANTIRÉTROVIRAL (ARV)	NOUVEAUX			ANCIENS + NOUVEAUX		
	HOMMES	FEMMES	TOTAL	HOMMES	FEMMES	TOTAL
Patients notifiés	51	41	92	126	99	225
Patients ayant initié les ARV dans la structure	6	11	17	11	17	28
Patients sous ARV référés d'une autre structure	38	29	67	105	81	186
Patients perdus de vue	3	0	3	3	0	3
Patients décédés	0	0	0	0	0	0
Patients transférés vers une autre structure	0	0	0	0	0	0
Patients arrêtés au moins une fois	0	0	0	0	0	0
Patients suivis sous ARV dans la structure	43	40	83	115	98	213
Patients suivis dans la structure	48	41	89	123	99	222

TYPES DE TRAITEMENT REÇUS (PATIENTS VIVANT EN FIN DE MOIS) ANCIENS + NOUVEAUX DANS LA STRUCTURE	OCCURENCES	%
Schema inconnu	1	0.6
3TC/AZT+NVP	1	0.6
3TC/d4T+NVP	1	0.6
3TC/ddI+NVP	1	0.6
AZT+3TC+NVP	2	1.1
AZT/3TC/EFV	8	4.6
AZT/3TC/LPVr	4	2.3

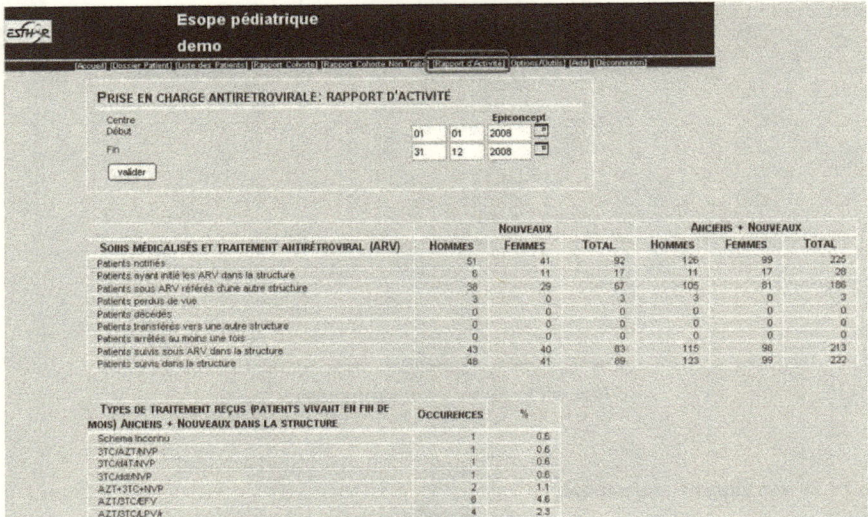

Figure 20 : Rapport d'activité

3.1.20.2 Rapport Cohorte des patients infectés traités

Pour accéder au rapport de cohorte des patients infectés traités, cliquez sur le menu « Rapport Cohorte ».

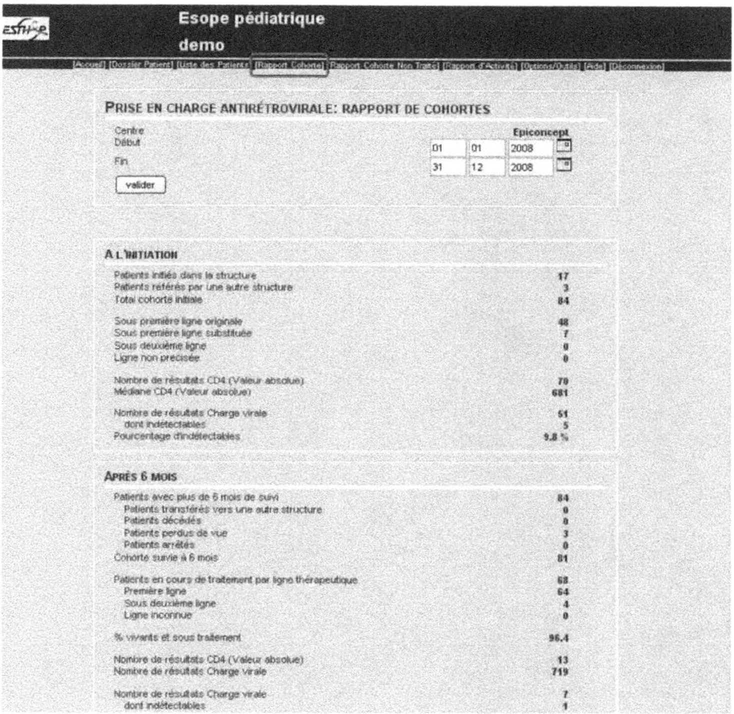

Figure 21 : Rapport de cohorte, enfants infectés

4 METHODOLOGIE

Cadre et lieu d'étude

4.1.1 Hôpital Gabriel Touré :

Le CHU Gabriel Touré est situé au centre commercial de la ville de Bamako, la capitale de la république du MALI.

Il est limité à l'Est par le quartier de Médina Coura, à l'Ouest par l'Ecole Nationale d'Ingénieurs (ENI) au Nord par le service de l'Etat Major de l'Armée de terre, au Sud par le tranimex.

Le CHU Gabriel Touré reçoit les patients de toutes les communes de Bamako et ceux référés par les autres localités du Mali. Malgré l'existence des centres de santé communautaire, des centres de santé de référence et des centres de protection maternelle et infantile (PMI) ; l'affluence reste encore très élevée.

Ce centre comprend plusieurs services dont celui de la pédiatrie

4.1.2 Le service de pédiatrie :

La pédiatrie est située au Nord-Est à l'intérieur du CHUGT. C'est le sommet de la pyramide sanitaire en matière de la prise en charge de l'enfant

Le Département de la Pédiatrie regroupe :

• La Pédiatrie générale,

•La Néonatologie et le service des urgences

•L'unité de prise en charge des maladies chroniques :

-Un centre d'excellence pour la prise en charge des enfants exposés et infectés au VIH.

-Une unité de prise en charge de la malnutrition.

-Une unité de prise en charge de la drépanocytose.

La Prise en charge des enfants infectés par le VIH Sida se fait au niveau du ‹centre d'excellence› :

71

Le CHU Gabriel Touré a été retenu comme site pilote National de prise en charge des enfants infectés par le VIH.

La consultation a lieu dans les bureaux de 2 médecins. Elle se fait du lundi au jeudi.

A chaque vendredi se tient la présentation des activités de la semaine ;

L'équipe de consultation est constituée par :

-Un médecin pédiatre.

-Un médecin généraliste.

- Des étudiants en fin du cycle de médecine.

- 4 infirmiers

-1 Psychologue

- 1 assistante sociale

 A ceux – ci faudra ajouter l'apport des animatrices, des personnels de soutien.

Description de l'étude

4.1.3 Type d'étude

Nous avons réalisé une analyse de la cohorte des enfants infectés par le VIH et mis sous traitement ARV entre le 1 janvier 2001 au 30 juin 2011

4.1.4 Population d'étude

Il s'agissait des enfants infectés par le VIH et pris en charge par traitement ARV dans le service de Pédiatrie du CHUGT.

4.1.5 Critères d'inclusion

Tous les patients enfants de moins de 15 ans infectés par le VIH, inclus dans la cohorte du service de pédiatrie du CHUGT du 1 janvier 2001 au 30 juin 2011, sous traitement ARV et ayant eu au moins 2 visites.

4.1.6 Critères de non inclusion
72

Les enfants perdus de vue dès la première visite

Les enfants infectés par le VIH inclus et mis sous ARV après le 31juin 2011

Les enfants pris en charge dans d'autres sites

Les patients référés pour un avis spécialisé dans le service de pédiatrie du CHUGT

4.1.7 Les variables et indicateurs

Les informations collectées chez les patients à l'inclusion et lors des différentes visites de suivi ont été classées en variables :

Sociodémographiques : Nom et prénom, sexe, âge, niveau d'instruction, catégorie professionnelle, lieu de résidence, situation de famille, nombre d'enfants en charge, téléphone ;

Cliniques : indice de masse corporelle (IMC), stade clinique de l'infection selon la classification de l'OMS ;

Schéma thérapeutique ;

Biologiques : numération des CD4, type de VIH, taux d'hémoglobine (Hb), créatininémie, transaminasémie, glycémie, triglycérides, cholestérol, amylasemie, bilirubine, taux de PNN, lymphocytes totaux ;

De suivi : date d'inclusion, date de mise sous ARV, date de décès, date de transfert, date de perte de vue

A partir de ces variables plusieurs indicateurs ont été calculés :

-La rétention sous ARV : elle se définie comme tout patient sous ARV, inclus et régulièrement suivis à la fin de la période.

-Les perdus de vue : se définissent comme tous patients sous ARV non revus 6 mois après la dernière visite de traitement (différente de la date d'inclusion) ou tous patients inclus et non revus 3 mois après la dernière visite de suivi. Cette période peut varier et est paramétrée.

Sont considérés comme perdus de vue immédiats, les patients non revus après l'inclusion ou la mise sous traitement.

La catégorie professionnelle a été définie en 4 classes à partir de la variable profession :

Secteur informel : Ouvrier agricole, artisan, chauffeur, agriculteur, chômeur n'ayant jamais travaillé, ouvrier non qualifié,

Secteur moyen : Employé de commerce, ouvrier qualifié, employé administratif d'entreprise privée, militaire et autres corps habillés, commerçant, fonctionnaire hors policier et militaire, clergé et religieux, enseignant, élève et étudiant, personnel de santé hors médecin

Secteur supérieur : Chef d'entreprise, profession libérale, médecins

Ménagère : « profession » saisie sur Esope, mais qui concerne aussi bien les femmes au foyer, les femmes sans profession et les professionnelles du sexe.

NB : - Autres variables biologiques existant dans le logiciel mais qui n'ont pas été étudié : la   CV, TPHA (BW), marqueurs viraux de l'hépatite, recherche de BAAR, GE.

Autres variables pouvant être paramétré dans le logiciel : toxoplasmose, CMV, herpes et autres marqueurs des infections opportunistes.

Méthode de collecte des données

Toutes les informations relatives aux patients dans le cadre de la prise en charge globale ont été extraites de la base de données informatisées du logiciel de suivi de la prise en charge pédiatrique ESOPE.

Nous avons réalisé une saisie rétrospective et prospective des dossiers des enfants régulièrement suivis dans le service.

Tous les nouveaux patients inclus à partir de mai 2010 ont eu leurs visites régulièrement saisies. Les patients inclus avant mai 2010 ont été saisis rétrospectivement, les visites après cette date étant saisies prospectivement.

Traitement statistique des données

A partir des exportations de la base de données ESOPE, les analyses statistiques de la base de données ont été réalisées avec le logiciel SAS version 9.1.

74

Pour l'analyse des variables qualitatives, nous avons utilisé le test de CHI2; pour la comparaison de moyenne, nous avons utilisé le test de Student. Pour l'analyse des courbes de rétention, le test du Logrank a été utilisé.

Le seuil de significativité était de 5%.

Considérations éthiques

Notre enquête, réalisée dans le cadre du Service sur les données recueillies en routine, s'est faite dans le respect de la confidentialité de l'identité des patients.

5   RESULTATS

Analyse descriptive de la cohorte des PV-VIH régulièrement suivis sous traitement ARV

5.1.1 Données globales

Le nombre d'enfants ayant eu au moins 2 visites et saisis sur ESOPE durant la période a été de 789. Parmi eux, 666 ont été mis sous traitement ARV. L'analyse a porté sur ces 666 enfants sous traitement ARV et considérés comme régulièrement suivis.

La répartition par année de mise sous ARV est présentée dans le tableau suivant :

Tableau V : Répartition des enfants en fonction de l'année de mise sous ARV

Année d'inclusion	Effectif	Pourcentage
2001	6	0,9
2002	31	4,6
2003	47	7,1
2004	32	4,8
2005	43	6,4
2006	73	10,9
2007	85	12,8
2008	103	15,5
2009	117	17,6
2010	86	12,9
Juin 2011	43	6,5
Total	666	100

Le nombre de patient a augmenté progressivement pour atteindre son pic en 2009, ensuite à diminué régulièrement de 2010-juin 2011.

Le nombre d'enfants régulièrement suivis en fonction du recul entre la date de mise sous ARV et la date de point d'analyse (30 novembre 2011) est représenté par le tableau suivant :

Tableau VI : Distribution du nombre d'enfants sous ARV en fonction du recul

Recul	Nombre de patients
6 mois	649
12 mois	613
24 mois	511
36 mois	417
48 mois	310
60 mois	221
72 mois	151
84 mois	111

5.1.2

5.1.3 Caractéristiques sociodémographiques

5.1.3.1   En fonction de l'âge

L'âge moyen lors de la mise sous traitement était de 67,5 mois (médiane 53 mois).

Tableau VII : Distribution de l'âge des enfants lors de la mise sous ARV

Classe d'âge	n	%
[0-2 ans[	157	23,6
[2-4 ans[	149	22,4

[4-8 ans[	155	23,3
[8-12 ans[	143	21,4
[12 ans	62	9,3

Plus de 50% des enfants étaient sous ARV à un âge supérieur ou égal à 4 ans.

5.1.3.2   En fonction du sexe

Tableau VIII Distribution des enfants en fonction du sexe

Sexe	n	%
Féminin	282	42 ,3
Masculin	384	57,7

Une prédominance masculine a été notée avec une sex-ratio de 0,73

5.1.3.3   En fonction du statut matrimonial des parents

Tableau IX Distribution des enfants en fonction du statut matrimonial de la mère

Statut	n	%
Célibataire	20	4,8
Mariée monogame	248	59,5
Mariée polygame	88	21,1
Veuve	54	12 ,9
Divorcée	7	1,7

Données manquantes : 249

Plus de trois quarts des mères étaient mariées.

Tableau X Distribution des enfants en fonction du statut matrimonial du père :

Statut	Fréquence	%
Célibataire	23	5,1
Marié monogame	278	61,2
Marié polygame	121	26,6
Veuf	25	5,5
Divorcé/séparé	6	1,3
Concubin	1	0,22

Données manquantes : 212

La grande majorité des pères vivaient en couple (88,1%)

5.1.3.4   En fonction de la profession des parents

Tableau XI Distribution des enfants en fonction de la profession de la mère:

Secteur d'occupation	Fréquence	%
Secteur informel	53	12,7
Secteur moyen	32	7,7
Secteur supérieur	16	3,8
Sans emploi	27	6,5
Autres	290	69,3
Total	418	100

Données manquantes : 248

La rubrique la plus fréquente est « autres » qui correspondait le plus souvent aux femmes au foyer.

Tableau XII Distribution des enfants en fonction de la profession du père

Secteur d'occupation	n	%
Secteur informel	120	26,6
Secteur moyen	94	20,8
Secteur supérieur	35	7,7
Autres	203	44,9
Total	452	100

Données manquantes : 214

Dans la catégorie « autre », on retrouve également une majorité de sans emplois.

5.1.3.5   En fonction du statut d'orphelin

Tableau XIII Distribution des enfants en fonction du décès des parents

Orphelin de	n	%
Deux parents	115	17,7
Mère	137	21,1
Père	94	14,5
Non Orphelin	303	46,7
Total	649	100

Fréquence manquante 17

Plus de la moitié des enfants était orphelin d'au moins un parent.

5.1.3.6   En fonction du lieu d'habitation

La majorité des enfants, 94%, résidaient à Bamako.

81

5.1.4 Caractéristiques biologiques, cliniques et thérapeutiques à l'inclusion

5.1.4.1 Type de VIH

Tableau XIV Distribution des enfants en fonction du type de VIH

Type	Fréquence	%
VIH1	658	98,8
VIH2	7	1,1
VIH1+2	1	0,1
Total	666	100

Le VIH1 était le type largement prédominant. Ce type est plus virulent que le VIH2.

5.1.4.2 Stade OMS

Tableau XV Distribution des enfants en fonction du stade OMS à l'inclusion

Stades	Fréquence	%
Stade1	66	10,7
Stade 2	139	22,4
Stade 3	359	58,0

Stade 4	55	8,9
Total	619	100

Fréquence manquante 47

Deux tiers des enfants avaient un stade clinique 3 ou 4 à la mise sous traitement

5.1.4.3 Données biologiques à l'inclusion

Tableau XVI Principales constantes biologiques à l'inclusion

Examen	n	moyenne	Ecart type	Médiane(IQR)
CD4 %	454	14,3	11,3	12,1(6,4-19)
CD4 nb/ml	550	519	468,8	408 (181-727)
CV log	302	5,3	1,3	5,6 (4,8-6,1)
CV copies/ml	302	$1,86 \cdot 10^6$	$7,45 \cdot 10^6$	$0,38 (0,06-1,3) 10^6$
Hémoglobine g/dl	473	9,2	1,6	9,3 (8,2-10,3)
Glycémie mmol	357	4,2	0,97	4,03 (3,6-4,7)
ALATUI/l	387	34,5	39,4	25(14-38)

Lors de l'initiation, sur 302 charges virales disponibles, 211, soit 69,9% étaient élevées (supérieures à 100.000 copies/ml) et 19 (6,3%) étaient indétectables.

5.1.4.4 Principaux schéma thérapeutiques lors de l'initiation des ARV

Tableau XVII Principaux schémas thérapeutiques lors de la mise sous ARV (1ère ligne)

Schéma thérapeutique	Fréquence	Pourcentage
AZT/3TC/NVP	362	54.4

D4T/3TC/NVP	101	15.2
AZT/3TC/EFV	29	4.4
AZT/3TC/LPV/r	24	3.6
ABC/3TC/LPV/r	3	0.5
ABC/ddl/LPV/r	9	1.3
Autre	137	20.6

Dans un peu plus de la moitié des cas, le schéma thérapeutique prescrit à l'initiation du traitement était AZT/3TC/NVP.

Etude de la rétention des enfants sous ARV

Le taux de rétention globale, pour les enfants ayant au moins 6 mois de recul, était de 82,1%.(IC 95% : 79,2-85,2%).

Le taux de perdus de vue était de 11,9% (IC 9,1-14,0%) et le taux de décès de 4,8%.(IC 3,4-6,8%).

5.1.5 Taux de rétention an fonction du recul

Le taux de rétention en fonction du recul est présenté dans le graphique suivant :

Figure 22 Taux de rétention sous traitement ARV en fonction du recul

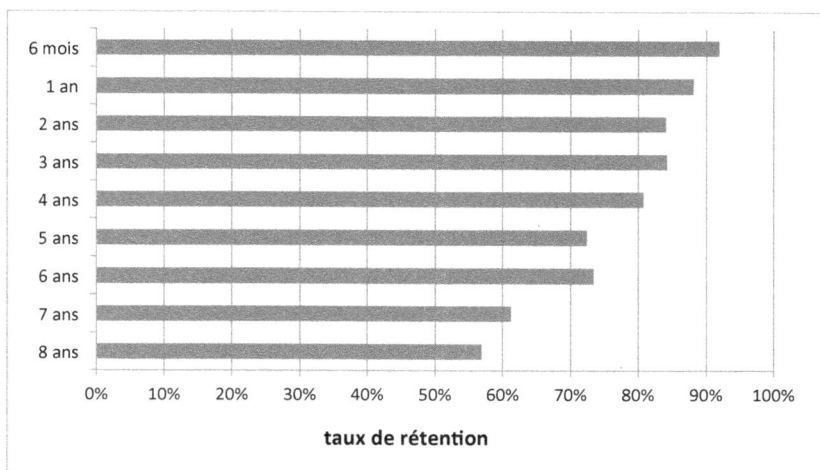

L'effectif des enfants ayant le recul suffisant est renseigné dans le tableau IV.

Jusqu'à 4 ans de recul, le taux de rétention était supérieur à 80%.

5.1.6 Analyse de la rétention par les courbes de Kaplan-Meyer

5.1.6.1   Analyse de la rétention globale

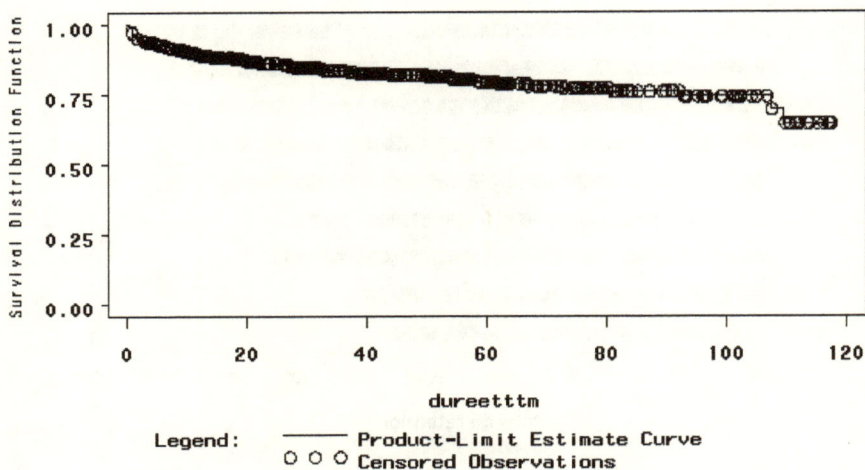

Figure 23 : Courbe de rétention globale

Le taux de rétention décroît lentement en fonction de la durée du traitement.

5.1.6.2   Analyse de la rétention en fonction du sexe

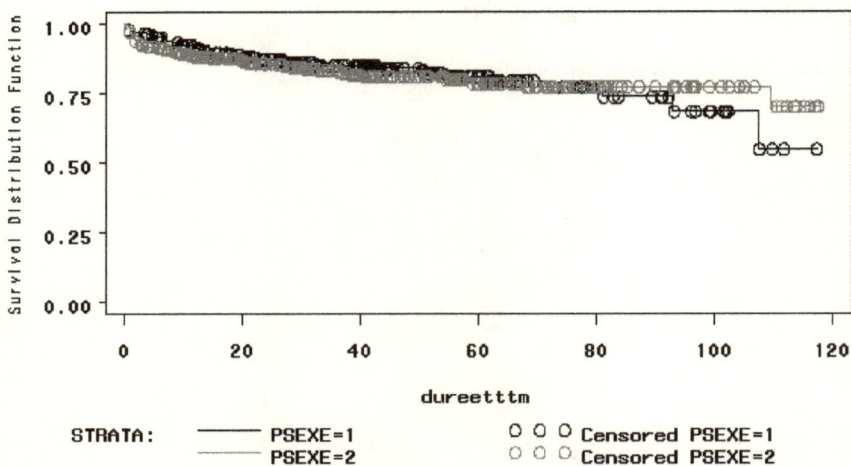

Figure 24 : Courbe de rétention en fonction du sexe

Les courbes de rétention au traitement ARV n'étaient pas significativement différentes chez les filles et chez les garçons (test du logrank = 0,77).

5.1.6.3   Analyse de la rétention en fonction de l'âge

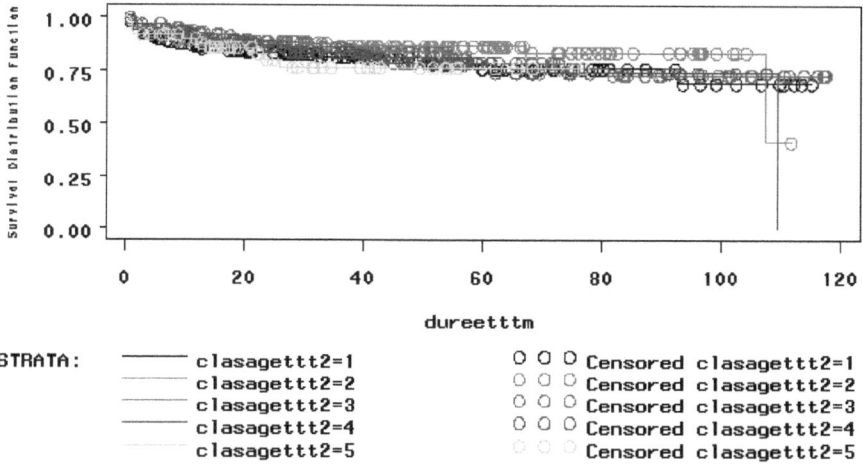

STRATA:

——— clasagettt2=1	○ ○ ○ Censored clasagettt2=1
——— clasagettt2=2	○ ○ ○ Censored clasagettt2=2
——— clasagettt2=3	○ ○ ○ Censored clasagettt2=3
——— clasagettt2=4	○ ○ ○ Censored clasagettt2=4
clasagettt2=5	Censored clasagettt2=5

Figure 25 : Courbe de rétention en fonction de l'âge

Les courbes de rétention au traitement ARV n'étaient pas significativement différentes en fonction des classes d'âge à l'initiation (test du logrank = 0,65).

5.1.6.4   Analyse de la rétention en fonction du lieu d'habitation

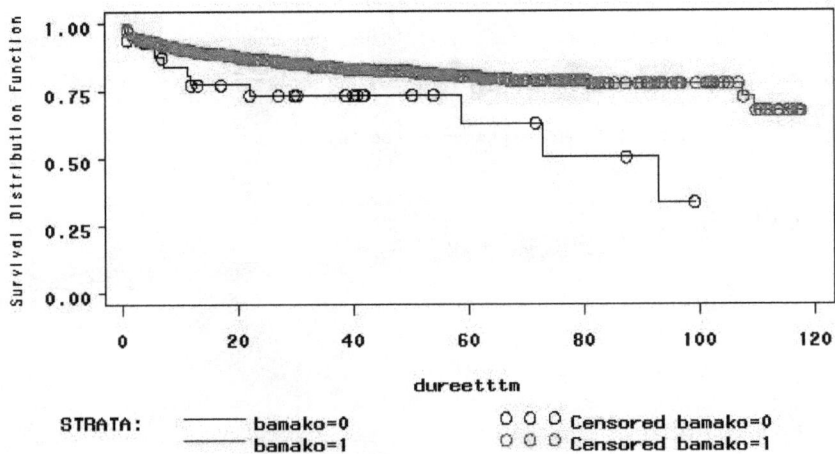

Figure 26 : Courbe de rétention en fonction du lieu d'habitation

La courbe de rétention au traitement ARV des enfants habitant à Bamako était significativement différente de celle des enfants habitant en dehors de Bamako (test du logrank < 0,01)

5.1.6.5   Analyse de la rétention en fonction de la scolarisation

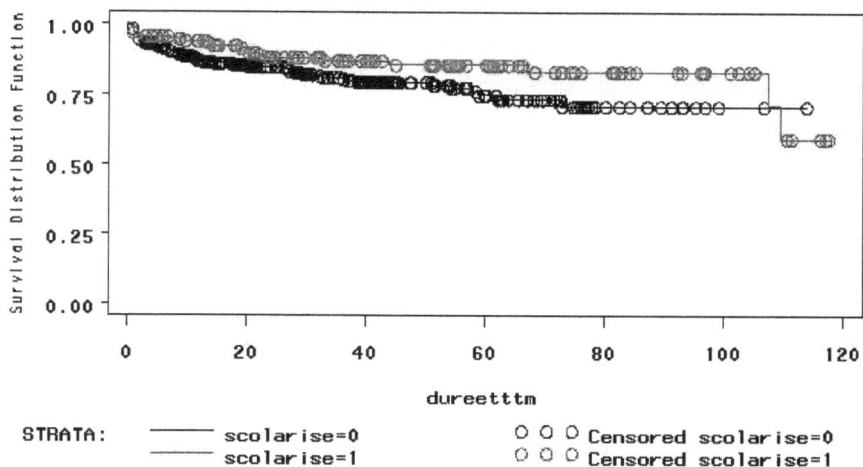

Figure 27 : Courbe de rétention en fonction de la scolarisation

La courbe de rétention au traitement ARV des enfants scolarisés était significativement supérieure à celle des enfants non scolarisés (test du logrank =0,05).

Etude de l'efficacité biologique

5.1.7 Evolution des charges virales

L'évolution des charges virales indétectables (<400 copies/ml) et des charges virales élevées (>100.000 copies/ml) est représentée dans le graphique suivant :

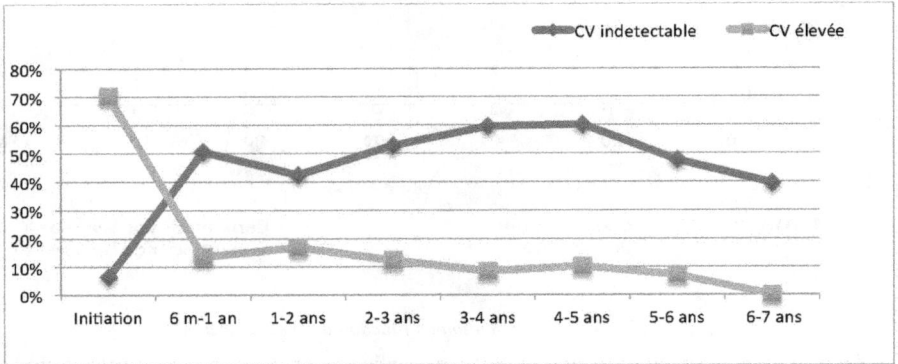

	Initiation	6 m-1 an	1-2 ans	2-3 ans	3-4 ans	4-5 ans	5-6 ans	6-7 ans
			ns	ns	ns	ns	ns	ns
n*	307	81	101	89	94	68	42	38

*effectif des CV réalisées

Figure 28 Evolution des CV indétectable et des CV élevées en fonction du temps

La proportion de charge virale indétectable augmente rapidement dès le 6ième mois de traitement, mais n'a jamais dépassé 60% et diminue régulièrement à partir de 5 ans de suivi.

La proportion de charge virale élevée (> 100.000 copies par ml) reste à environ 10% entre 6 mois et 5 ans.

5.1.8 Evolution des CD4

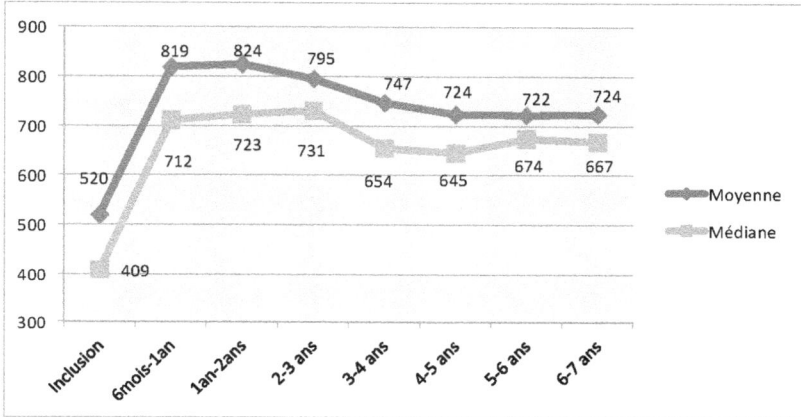

	Initiation	6 m-1an	1-2 ans	2-3 ans	3-4 ans	4-5 ans	5-6 ans	6-7 ans
n*	550	172	275	250	213	187	113	71

*effectif des CD4 réalisées

Figure 29 : Evolution du taux de CD4 en fonction de la durée du traitement

Après avoir noté une augmentation importante des CD4 après 6 mois de traitement, ce taux, après une période de plateau, a tendance à diminuer légèrement.

91

5.1.9 Evolution du taux d'hémoglobine

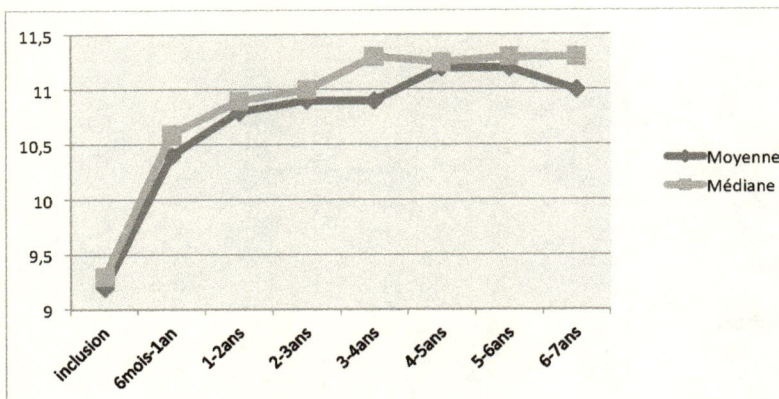

Figure 30 : Tableau de l'évolution du taux d'hémoglobine en fonction de la durée du traitement
Le taux d'hémoglobine augmente constamment jusqu'à 4-5 ans de suivi, puis reste stable.

Etude de la prise en charge thérapeutique

5.1.10 Evolution de la prise en charge thérapeutique en fonction de l'année d'inclusion

92

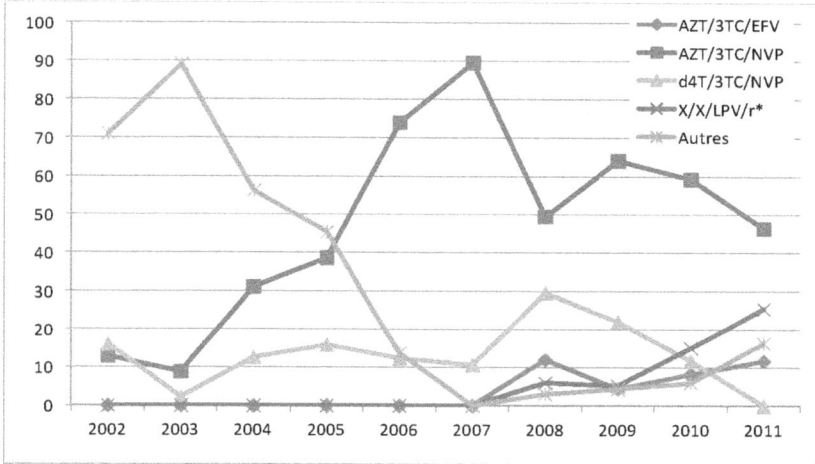

Figure 31 : Evolution de la prescription des schémas thérapeutiques lors de la mise sous traitement ARV

Les « autres schéma » qui étaient majoritaires entre 2002 et 2005 ont diminué de façon importante à partir de 2006. Le schéma le plus prescrit à partir de 2004 a été AZT/3TC/NVP. Le schéma d4T/3TC/NVP, en dehors de 2008 et 2009, est resté faiblement prescrit.

5.1.11 Etude de la deuxième ligne

Sur les 666 enfants régulièrement suivi sous ARV de 1ère ligne, 169 enfants, soit 25,4% ont été mis sous un traitement de 2ième ligne.

5.1.11.1 Distribution des enfants sous 2ième ligne en fonction du recul

Tableau XVIII Recul des enfants suivis sous 2ième ligne

Recul	Nombre d'enfants

6 Mois	150
12 Mois	148
24 Mois	129

5.1.11.2 Etude descriptive des enfants mis sous 2ième ligne lors de l'inclusion

Lors de la mise sous ARV de première ligne : la proportion de garçons était de 61,1%, l'âge médian était de 4,7 ans , près de 60% ces enfants étaient orphelins d'au moins un parent, 72,2% présentaient un stade OMS 3 ou 4 et le schéma thérapeutique le plus prescrit était AZT/3TC/NVP (45,3%) suivi de d4T/3TV/NVP (12,3%); le taux médian de CD4 était de 254, 3,7% des charges virales étaient indétectables et 70% étaient supérieures à 100.000 copies.

5.1.11.3 Etude descriptive des enfants lors de la mise sous 2ième ligne

Lors de la mise sous 2L, l'âge médian était de 8,4 ans, le taux médian de CD4 était de 418, la durée médiane sous traitement avant passage sous 2ième ligne était de 33,8 mois ; 0,9% des CV étaient indétectables et 24,6% supérieures à 100.000 copies ; le schéma thérapeutique le plus prescrit était ABC/ddl/LPV/r (58,8%) suivi de ABC/3TC/LPV/r (23,5%). L'état général était altéré dans 96% des cas.

5.1.11.3.1 Schémas thérapeutiques lors de la mise sous 2ième ligne

Tableau XIX Principaux schéma thérapeutiques lors de la mise sous 2ième ligne

Schéma 2ième L	n	%

94

ABC/3TC/LPV/r	40	23.67
ABC/ddl/LPV/r	100	59.17
AZT/3TC/LPV/r	14	8.28
autre	15	8

5.1.11.4

5.1.11.5 Evolution des enfants sous 2ième ligne

La rétention globale était de 92,5%, 2 décès (1,2%) ont été notifiés et 10 perdus de vue (5,9%).

En fonction du recul, nous avons observé une légère diminution de la rétention :

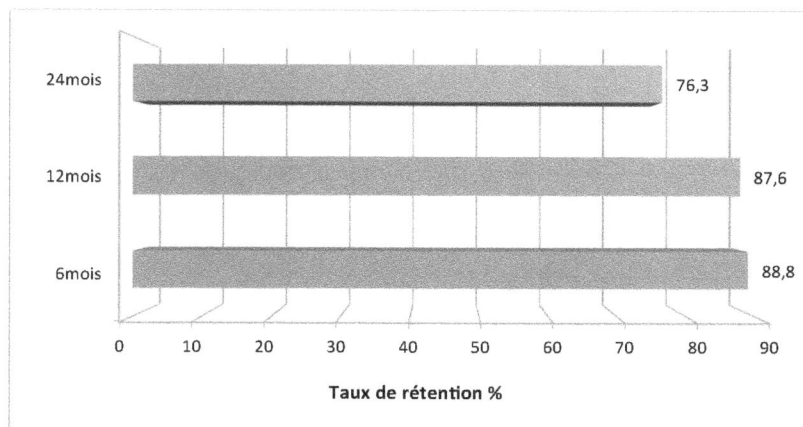

Figure 32 : Evolution de la rétention sous 2ième ligne en fonction du recul

La proportion de charges virales indétectables, malgré une augmentation importante à partir de 6 mois est toujours restée inférieure à 60%. De même, la proportion de CV supérieures à 100.000, malgré une diminution, est restée autours de 10% après 2 ans de traitement sous 2ième ligne (figure 34)

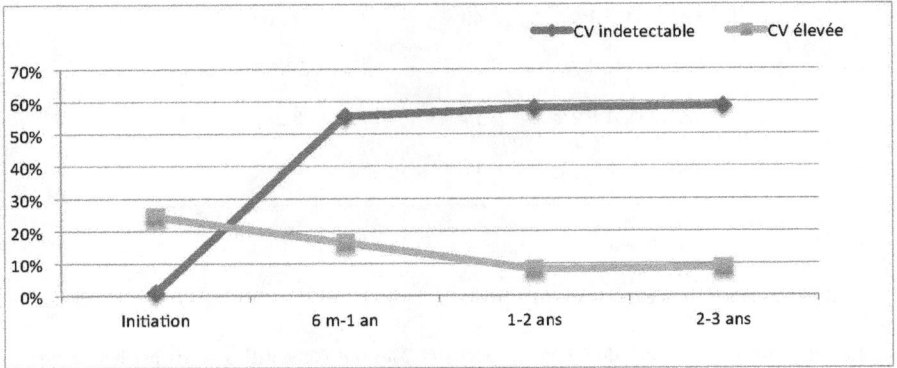

	Initiation	6 m-1 an	1-2 ans	2-3 ans
n*	110	55	74	58

*effectif des CV réalisées

Figure 33 Evolution des CV indétectable et des CV élevées sous 2ième ligne en fonction du temps

Etude de l'observance

La proportion de visites avec notification de l'observance était de 58%.

5.1.12 Nombre de visites avec observance en fonction de la durée de suivi

L'observance a été définie comme aucun oubli dans les 7 jours précédents, la visite.

Tableau XX Taux d'observance en fonction de la durée de suivi

Durée traitement	n	Taux observance (%)
[6 mois-1an[	123	91,1
[1-2 ans[	133	87,5
[2-3 ans[	132	84,6
[3-4 ans[	113	85,6
[4-5 ans[	108	89,2
[5-6 ans[	68	88,3
[6-7 ans[	42	84
[7-8 ans[	29	85,3

Selon les parents, l'observance était très élevée, même pour les enfants suivis depuis plusieurs années.

6 COMMENTAIRES ET DISCUSSION

Méthodologie

L'objectif de notre étude était d'analyser les patients régulièrement suivis sous ARV dans le service de Pédiatrie du CHU Gabriel TOURE. Le choix de ce service s'explique par le fait qu'il est le premier centre de prise en charge pédiatrique des enfants vivant avec le VIH et demeure la référence en terme cette prise en charge pédiatrique.

Il existait une base saisie sous le logiciel SPSS, mais qui était difficilement exploitable. Le service de pédiatrie a été proposé de réaliser une saisie des dossiers sur le logiciel ESOPE Pédiatrique afin de pouvoir plus facilement exploiter les données, mais cela a nécessité une saisie de tous les dossiers et c'est pour cela que avons dans un premier temps saisi uniquement les dossiers actifs et les dossiers ayant eu au moins 2 visites, ce que nous avons qualifié de « suivi régulier ».

A noter également que nous avons été confrontés à d'autres difficultés qui pourraient expliquer les faiblesses de notre étude, en particulier l'existence de doublons, de perdus de vus, de dossiers incomplets, d'un manque de système d'archivage efficient et de certaines variables non renseignées en particulier la charge virale (CV),l'observance et scolarisation et les causes de modification de traitement. A noter également que les CD4 n'étaient pas toujours notifié en pourcentage dans les résultats biologiques.

Analyse descriptive des enfants mis sous ARV et régulièrement suivis

Le nombre d'enfants mis sous ARV et suivis régulièrement a augmenté progressivement jusqu'en 2009. Cela est probablement dû à la sensibilisation. Mais nous avons observé une diminution régulière du nombre d'inclusion à partir de 2010.Cette diminution peut s'expliquer par la décentralisation de la prise en charge des PV –VIH avec la création d'USAC dans presque chaque commune de Bamako et dans les grandes villes du Mali.

6.1.1 Les caractéristiques sociodémographiques

6.1.1.1 Age

99

La moyenne d'âge lors de la mise traitement était de 5,5 ans, ce résultat est en concordance avec l'étude des cohortes de Médecins sans frontière, provenant de 22 programmes, où la moyenne d'âge était 5,9 ans [29].L'âge médian de mise sous traitement était 4,5 ans dans notre étude. Cet âge est légèrement inférieur à l'étude IeDEA où l'âge médian était de 5 ans [33].

6.1.1.2   Sexe

A la différence des études menées en Afrique chez les adultes où la prédominance est féminine [1], la population d'étude chez les enfants a été majoritairement de sexe masculin (57,6%).Ce résultat est en concordance avec les autres études menées au Mali dans le service de Pédiatrie de l'HGT [32, 38].

Cette prédominance masculine est également observée dans la plupart des pays d'Afrique de l'Ouest, reportée dans l'étude IeDEA [33], ainsi qu'en Afrique du Sud. Seules quelques études, comme celles de Bolton-Moore en Zambie a rapporté une majorité féminine 52,1% [34].

6.1.1.3   Situation matrimoniale des parents

Dans l'étude de Katilé, les enfants ayant les mères mariées ont été majoritaires 85,4% [35].Nos résultats arborent dans le même sens car les parents vivant en couple représentaient 80,6% pour les mères et 88,1% pour les pères.

6.1.1.4   La profession des parents

Les femmes au foyer ont représenté la profession dominante chez les mères avec un taux de 69,3%.Nous avons également un taux élevé de femmes au foyer rapporté par les études de Somsé [36], Thiam [37] , Issa [39] et Katilé [35] qui ont respectivement obtenu 43,7%,38,8% , 35,5% et 63,8.

6.1.1.5   Lieu de résidence

La quasi-totalité des enfants était domicilié à Bamako ; 94%.Nos résultats sont nettement plus élevés que ceux de TOURE où 74,3%des enfants résidaient à Bamako [38].Cette différence est probablement due décentralisation des sites de prise en charge pédiatrique à

100

partir de 2010.

Données cliniques, biologiques et thérapeutiques

6.1.2 Le type de VIH

Le VIH-1 a été le type le plus élevé soit 98,8% chez les enfants régulièrement suivis et sous ARV. Ces résultats concordent avec les études réalisées au Mali aussi bien chez les enfants que chez les adultes, en particulier celle de TOURE à Bamako 98,1% [38], celle DIARRA à Mopti 93,2% [40] et KATILE 97,7% [35].

6.1.3 Le stade clinique

Plus de la moitié des enfants était inclus au stade clinique lll (58%). Egalement, les stades III ont représenté respectivement 62,5%, 76,6%, 72,4% ,89% et 88,9% dans les études de TOURE D [38] et de KOITA [32] et Bolton-Moore [34] et TOURE.A [44].

6.1.4 Nombre d'examens biologiques réalisés

L'étude nous a montré que la numération des CD4 a été l'examen biologique le plus fréquemment réalisé à l'inclusion et au cours du suivi. La différence de résultats entre les CD4 en nombre et les CD4 en pourcentage est due au fait que le taux de CD4 en pourcentage n'était pas toujours reporté dans les dossiers.

6.1.5 Les constantes biologiques à l'inclusion

Les enfants inclus ont eu une moyenne de lymphocytes T CD4+ de 519 cellules/mm^3 (14,3%) et une valeur médiane de CD4 à 408 cellules/mm^3 (12,1%) à l'inclusion. Dans une étude réalisée dans les pays de l'Afrique de l'Ouest par leDEA, les médianes des CD4 à l'inclusion variaient entre 291 et 858 cellules/mm3, mais la valeur médiane de l'ensemble des sites était de 385[33].

A la mise sous traitement, le taux moyen d'hémoglobine était 9,2g/dl. Des taux légèrement supérieurs ont été retrouvés dans plusieurs études en Afrique du Sud, en particulier

10,0g/dl dans l'étude de Zanoni [41].

6.1.6 Le schéma thérapeutique administré

Globalement le schéma AZT/3TC/NVP a été le plus administré au cours du suivi(54,4%).Cela s'explique par le fait que ce schéma est le régime préférentiel en première intention devant couvrir les besoins en traitement des malades et recommandé dans le guide des politiques de prise en charge nationale du VIH au Mali. Ce schéma a été très évolutif, mais il faut noter, contrairement aux schémas adultes, que le d4T/3TC/NVP n'a jamais été le schéma prédominant.

Taux de rétention

La rétention globalement a été élevée (82,1%), de même que la rétention à 1 an (88%) et à 2 ans (84%) ; mais ce bon résultat est biaisé car que notre étude portait sur les enfants ayant eu au moins une deuxième visite, ce qui élimine les nombreux enfants perdus de vue ou décédés après la première visite.

Cependant ce résultat se rapproche de la rétention à 1 an observé dans l'étude d'IeDEA (78,8%) [33], et dans les cohortes de MSF (85%) [29]. De même, la rétention était élevée dans certains programmes en Afrique australe, comme l'Uganda (84%) [30], Afrique du Sud (76%) [41].

Evolution de l'efficacité biologique

6.1.7 Evolution des CV

Peu d'études présentent une évolution des charges virales, cet examen étant récemment mis en place dans les différents programmes.

La proportion d'enfants avec une charge virale indétectable, n'a jamais dépassé 60%, témoin d'un échec thérapeutique dans près de 40%, quelque soit la durée de suivie.

Cependant, en dehors de l'étude d'Ahoua [30] montrant t 75% de CV indétectable à 12 mois, nos taux de CV indétectables sont supérieurs aux autres études à court terme 38% à 24 mois pour Ahoua, 54% pour l'étude de Pediatric AIDS clinical trials group [29] et à

102

long terme : 36 mois (46,5%) et 42 mois (45%) en Côte d'Ivoire [50].

Chez l'adulte, une évolution similaire a été observée dans une étude au CESAC de Bamako [43] ;

La proportion de patients traités depuis au moins 6 mois présentant une charge virale >100000 copies/ml lors de la dernière visite était de 13,6%, témoin d'un échec virologique dont la cause est probablement l'inobservance mais faisant suspecter une résistance. Cette proportion de CV élevées est resté autours de 10% tout au long su suivi et n'a tendance qu'à décroître qu'après 5 ans de suivi.

6.1.8 Evolution des CD4

La mise sous ARV s'est accompagnée d'une augmentation importante du taux de CD4 (de 520 à l'initiation à 824 après 1 an de traitement, 795 après 2 ans de traitement). Une efficacité immunologique est observée dans la plupart des cohortes africaines [29].

La faible diminution observée à partir de 3 ans de suivi, n'a pu être comparée avec les autres études ne présentant pas un suivi supérieur à 4 ans.

6.1.9 L'étude de 2ième ligne chez les enfants régulièrement suivis

Dans notre étude, 25,3% des enfants ont été mis sous 2ème ligne. Ce pourcentage est supérieur à d'autres études, en particulier au Burkina Faso (12,8%) [45], en Afrique du Sud (19,3%) [47], mais inférieur à celui observé en Centrafrique (34%) [48]. Ce situe le Mali dans la moyenne en terme de prise en charge des enfants en 2ème ligne. Ce chiffre pourrait être doublé dans les années avenir grâce aux différentes collaborations dans le cadre du projet ESTHERAID qui vise à doubler le nombre d'enfants mis sous 2ème ligne au Mali.

Sous 2ième ligne, nous observons un taux d'échec virologique d'environ 10% alors qu'en Centrafrique il est de 47%. Ceci démontre une très bonne prise en charge des enfants sous 2ème ligne.

6.1.10 Observance

Il existe une discordance entre le taux d'observance très élevé et le taux élevé d'échec thérapeutique, le plus souvent conséquence d'une mauvaise observance. L'outil de recueil

103

de l'observance, renseigné en général par les parents, semble donc peu fiable. Cependant ces résultats sont concordants avec la plus part des études réalisées en Afrique [29, 51, 52].

7 CONCLUSION

Le suivi et l'analyse de la prise en charge médicale des enfants vivant avec le VIH nécessitent le recours à l'informatisation des bases de données. C'est pour cela que le logiciel ESOPE Pédiatrie a été introduit dans le service de Pédiatrie du CHU Gabriel TOURE.

Après avoir réalisé une saisie rétrospective et prospective des enfants et leurs visites, nous avons pu procéder à l'analyse des enfants régulièrement suivis inclus entre le 01/01/2001 au 01/06/2011.

Au total, 1151 enfants ont initié le traitement dans le service de pédiatrie. Parmi eux 666 ont eu un suivi régulier.

Le sexe masculin était le plus touché (57,7%) et l'âge moyen était de 4,7 ans. La plupart des mères étaient mariées et étaient des femmes au foyer. Plus de moitié des enfants avait perdu au moins un parent. La découverte de la maladie a été faite à un stade avancé sur la base de suspicion clinique (stade III et IV) avec un taux de CD4 raisonnable(550) .Le VIH type I a été dominant.

Le taux de rétention a été relativement élevé. Jusqu'à 4 ans de recul, le taux était supérieur à 80%.Le schéma thérapeutique le plus administré a été AZT/3TC/NVP (54,5%) suivi de D4T/3TC/NVP (15,2%), mais ce schéma a été évolutif au cours des années.

Malgré une mise sous traitement à un stade clinique avancé, l'efficacité immunologique a été notable avec un taux médian de lymphocytes CD4 augmentant rapidement de 409 cellules/mm^3 à l'inclusion à 731 cellules/mm^3 après 2 ans de traitement ARV. Cependant, le succès virologique n'a jamais dépassé 60% avec des CV indétectables et environ 10% des CV étaient toujours supérieures à 100.000 après 2 ans de traitement témoin d'une mauvaise observance probable. Au total, 25,4% des enfants était sous 2ième ligne. Si la rétention sous 2ième ligne a été très importante, on notait un succès virologique du même ordre que sous traitement de 1ère ligne (60% de CV indétectable et 10% de CV élevée).

L'observance a été considérée comme très bonne, ce qui est en contradiction avec l'efficacité virologique et montre un biais sur le mode de recueil de cet indicateur.

Si le logiciel ESOPE a montré sa capacité à réaliser un suivi médical des enfants infectés par le VIH, ces résultats doivent être affinés et nécessitent pour cela une amélioration continue de la qualité de la saisie des données sur ESOPE Pédiatrie.

8 RECOMMANDATIONS

Au niveau du site de prise en charge :

- Améliorer le circuit de l'information (dossier, archivage).
- Renforcer la supervision interne de la qualité de la saisie
- Renforcer la procédure de la recherche active des patients perdus de vue.

Aux prescripteurs,

- Renforcer l'éducation thérapeutique en incluant une stratégie de conseils pour les patients présentant les risques liés au non rétention
- Remplir correctement les dossiers des enfants
- Accorder une attention particulière à la qualité et à la complétude des renseignements sur les adresses des enfants et la date de naissance

Aux opérateurs de saisie,

- Doubler de vigilance dans la saisie des dossiers des enfants.

Aux Programmes ESTHER,

- Améliorer le logiciel ESOPE afin qu'il soit adaptable à la pharmacie pour la gestion des stocks et mettre en place un système d'alerte pour une cohérence entre les traitements et les bilans

Au niveau de l'unité de suivi-évaluation de la cellule de lutte contre le SIDA

- Mettre ESOPE pédiatrie dans les services de pédiatrie
- Réaliser des supervisions formatives sur le système d'information ESOPE Pédiatrie

Aux parents et patients,

- Etre observant dans leur PEC.

9   BIBLIOGRAPHIE

- .ONUSIDA/OMS. Rapport sur l'épidémie mondiale de SIDA 2011. Genève : OMS ; 2010.

- CPS/MS. DNSI/MEIC. Enquête démographie et santé du Mali 2006. Macro Calverton, Maryland USA. International Inc. 2007.

- WIKIPEDIA. Virus de l'immunodeficience humaine. Consulté le 12/08/2011 ; URL : http://fr.wikipedia.org/wiki/Virus de l'immunodéficience humaine

- Ifrance.VIH et SIDA.URL :http://se.biv.ifrance.com/ consulté le 10/08/2011

- KLATZMANN.D, BARRE SF, NUGEYRE M.T. Selective tropism of lymphadenopathy associated virus for helper-inducer T lymphocytes. Science 1984; 225:59-63

- BRINKHOF MW, DABIS F, MYER L, BANGSBERG DR, BOULLE A, NASH D et al. Early loss of HIV-infected patients on potent antiretroviral therapy programmes in lower-income countries. Bull World health Organ 2008; 86(7):559-67.

- FURELAND G, PAVIE B. Virus du SIDA. In Oncologie virale, UPR 9045 CNRS, Institut A. Luvoff, Villejuif. Consulté le 13/07/2010 ; URL : http://www.snv.jussieu.viedossiers-SIDA-images-cycle.swf.url/

- TRAORÉ H A. Prise en charge antiretrovirale de l'infection à VIH au Mali. Mali Med 2007; 22(1).

- BARRE-SINOUSSI F. Virologie fondamentale de l'infection VIH. Dans : Girard PM et col, eds. VIH. Paris : Doin Editeurs, 2007 :3-9.

- ONU SIDA/OMS, Prévention de la transmission mère-enfant du VIH.URL :http://www.VIH.org consulté le 10 janvier 2012

- BRUNO H, THIERRY M, BERNARD L, et al. Epilly. 20e édition. 2006. P. 255-309

- GENTILLINI M, ROSENHEIM M, ITOUA- NGAPORO A et al.SIDA infection à VIH aspects en zone tropicale.*5 ᵉ édition. ELLIPSES/AUPE. 1990.* p. 68-110.

- Rabkin M, El-sadr W, Abrams E. Pédiatric_clinical_manuel_french. NewYork:University Mailman School of Public Health; 2004.p. 2-14.

- BLANCHE S, TRICOIRE j.Infection par le VIH de l'enfant, Aspect nord-sud : Archives de pédiatrie 2009 ; 16 :652-654.

- Dictionnaire médical. Paris. Edition Masson, 1999 :1507

- Ministère de la Santé/Cellule de coordination du comité sectoriel de lutte contre le VIH/SIDA. Politique et protocole de prise en charge VIH/SIDA. Bamako; Mars 2008. p. 29-66.

- GORE BI. Suivi de la dispensation des ARV au service de maladies infectieuses et tropicales du CHU-Treichville d'octobre 1998 à décembre 2000. Thèse, Pharm Abidjan, 2001 ; n°560

- MAYER H. Le Maraviro de Pfizer 14ème conférence sur les rétrovirus et les infections opportunistes (CROI) Etats-Unis, 2007.9

- GIMENZ F, BRAZIER M, COLOP J. Pharmacie clinique et thérapeutique .Paris: Masson ; 2000.

- THERREIN R. Petit guide des antirétroviraux. Montréal : UHRESS, 2007. 97

- DELFRAISSY JF. Prise en charge thérapeutique des personnes infectées par le VIH. Paris: Flammarion, 1999. 230

- OMS. Améliorer l'accès aux traitements antirétroviraux dans les pays à ressources limitées : recommandation pour une approche de santé publique. OMS 2002. Pp 9-11. URL : whqlibdoc.who.int/hq/2002/WHO_HIV_2002.01_fre.pdf

- HIRCH MS, CONWAY B. Antiretroviral drug resistance testing in HIV infection of adults: implications for clinical management. JAMA 1998; 279:1984-1991.

- YOLY V, YERI P. Stratégies de traitement et de surveillance de l'infection chronique par le VIH chez l'adulte. Rev du Prat 1999 ;

- MOLLA A, KORNEYVA M, GAO Q. Ordered accumulation of mutations in HIV protease confers resistance to ritonavir. Nature Med 1996; 2(7):760-766.

- DIABY D. Evaluation de l'efficacité immunité virologique des traitements ARV en usage dans trois centres de soins accrédités en Côte d'Ivoire CIRBA, CAT d'Adjamé, Pédiatrie du CHU de Yopougon. Thèse, Pharm, Bamako, 2001 ; n026

- KATLAMA CH, PIALOUX G, GIRARD PM. Traitements antirétroviraux. Paris: DOIN; 2004. 330

- SYLLA A. Résultats préliminaires de l'enquête démographique et de santé du Mali (EDSM-IV) : épidémiologie du VIH dans le Monde en Afrique et Mali. In: 2007. pp. 38-39. URL : http://lotus5.vitamib.com/hnb/biomali/biomali.../ 01_Epidemiologie_Sylla.pdf

- COURPOTIN C. Enfants : Quelques progrès. Transcriptases. 2006 ;129: 43-45.

- AHOUA L, GUENTHER G, ROUZIOUX C, PINOGES L, ANGUZU P, TABURET AM, BALKAN S, OLSON DM, OLARO C, PUJADES-RODRÍGUEZ M ; Immunovirological response to combined antiretroviral therapy and drug resistance patterns in children: 1- and 2-year outcomes in rural Uganda. BMC Pediatr. 2011; 11: 67.

- TRAORE. M ; Echec virologique à six de traitement antirétroviral chez les enfants dans le service de pédiatrie de CHU Gabriel Toure. Thèse Med, Bamako ; 2006 n°213.

- KOITA.A ; Etat nutritionnel des enfants séropositifs sous traitement antirétroviral au service de pédiatrie de l'hôpital Gabriel Touré à propos de 47 cas. Thèse Med, Bamako ; 2006.

- EKOUEVI, E, AZONDEKON A, DICKO F, MALATESTE K,1 TOURÉ P,6 EBOUA FT, KOUADIO K, RENNER L, PETERSON K, DABIS F, SY HS and all. 12-month mortality and loss-to-program in antiretroviral-treated children: The IeDEA pediatric West African Database to evaluate AIDS (pWADA), 2000-

2008. BMC Public Health. 2011; 11: 519.

- BOLTON-MOOREC,MUBIANA-MBEWE M,CANTRLL RA,CHINTU N,STRINGER EM,CHI BH,SINKALA M,KANKASA C,WILSON CM,WILFERT CM,MWANGO A,LEVY J,ABRAMS EJ,BULTERYS M,STRINGER JS and Al. Clinical outcomes and CD4 cell response in children receiving antiretroviral therapy at primary health care facilities. JAMA 2007;198:1888-99

- KATILE. M Caractéristiques des enfants décédés au cours de leur suivi dans le site PTME du service de pédiatrie du CHU Gabriel Touré. Thèse Med, Bamako ; 2010.

- SOMSE M. Etude de la rétention des patients sous ARV suivis au CESAC de Bamako. Thèse, Med, Bamako 2010 ; n°

- THIAM P. Les changements des schémas thérapeutiques au cours du traitement antirétroviral de l'infection par le VIH. Thèse, Pharm, Bamako, 2006 ;n°38

- TOURE.D Suivi des enfants sous traitement ARV dans le service de Pédiatrie de l'hôpital Gabriel TOURE, Thèse Med, 2008

- ISSA I. Etude de l'observance du traitement ARV des patients suivis à l'hôpital de Gao. Thèse Pharm, Bamako, 2008 ; n°

- DIARRA Y. Les changements thérapeutiques chez les patients sous ARV au CESAC de Mopti de Janvier 2006 à Décembre 2007. Thèse, Pharm, Bamako, 2008 ; n°72

- ZANONI BC, PHUNGULA T, ZANONI HM, FRANCE H, FEENEY ME. Risk factors associated with increased mortality among HIV infected children initiating antiretroviral therapy (ART) in South Africa. PLoS One. 2011 ; 6(7): e22706. Epub 2011 Jul 29.

- FASSINOU P, ELENGA N, ROUET F, LAGUIDE R, KOUAKOUSSUI KA, TIMITE M, BLANCHE S, MSELLATI P. Highly active antiretroviral therapies among HIV-1-infected children in Abidjan, Côte d'Ivoire. AIDS. 2004;

18(14):1905-13.

- TESTA J, CISSE M, COULIBALY A, LEMEGNE L, KONATE T, TRAORE O, MAÏGA AM. Evolution des charges virales chez les PV VIH sous traitement ARV suivis au CESAC de Bamako. ICASA, Addis-Abeba, Ethiopie, 4-8 décembre 2011.

- TOURE A, Evaluation du niveau de l'observance au traitement antirétroviral chez les enfants de 0 à 15 ans à l'ONG walé de Ségou. Thèse Med, Bamako, 2010 ; n°106.

- KOUÉTA F, YÉ D, ZOUNGRANA A, SACKO A, OUÉDRAOGO-TRAORÉ R, KAFANDO E, OUÉDRAOGO S. Failure of first-line antiretroviral therapy in HIV-infected children in Ouagadougou, Burkina Faso. Med Trop. 2010 ; 70(5-6):517-23.

- CHARPENTIER C,GODY JC, MBITIKON O, MOUSSA S, MATTA M, PERE H, FOURNIER J, LONGO JDE D, BELEC L; Virological response and resistance profiles after 18 to 30 months of first or second-/third-line antiretroviral treatment: a cross-sectional evaluation in HIV type 1-infected children living in the Central African Republic. AIDS Res Hum Retroviruses. 2012; 28 (1):87-94.

- DAVIS MA, MOULTRIE H, ELEY B, RABIE H, GIDDY J, WOOD R and Al.Virologic failure and second-line antiretroviral therapy in children in South Africa-the leDEA Southern Africa collaboration.JAcquir Immune Defic Syndr.2011;56(3):270-8.

- CHARPENTIER C, GODY JC, MBITIKON O, MOUSSA S, MATTA M, PERE H and Al. Virological response and resistance profiles after 18 to 30 months of first-or second-/Third-line antiretroviral treatment: a cross-sectional evaluation in HIV type 1-infect children living in the Central African Republic. AIDS Res Hum Retoviruses.2012;28(1):87-94

- FAUCI A.S, DESROSIERS, R.C. Pathogenesis of HIV and SIV. 1997; p 587-636 in COFFIN, J.M., HUGUES, S.H. et VARMUS, H.E. (editeurs).

Retroviruses. Cold Spring Harbor Laboratory Press, Cold Spring Harbor, New York.

- ROUET F, FASSINOU P, INWOLEY A, ANAKY MF, KOUAKOUSSUI A, ROUZIOUX C, BLANCHE S, MSELLATI P ; ANRS 1244/1278 Programme Enfants Yopougon. Long-term survival and immuno-virological response of African HIV-1-infected children to highly active antiretroviral therapy regimens. AIDS. 2006; 28; 20(18):2315-9.

- OUMAR AA, DAO S, DIAMOUTENE A, COULIBALY S, KOUMARE B, MAIGA II, MARIKO E. Les Facteurs associés à l'observance du traitement antirétroviral à l'hôpital du Point G. Mali Médical 2007 ;1 :18-21.

- VREEMAN RC, WIEHE SE, PEARCE EC, NYANDIKO WM. A systematic review of pediatric adherence to antiretroviral therapy in low- and middle-income countries. Pediatr Infect Dis J. 2008; 27(8):686-91.

SOMMAIRE DES TABLEAUX

TABLEAU I CLASSIFICATION OMS DU SIDA   41

TABLEAU 2 : CRITERES IMMUNOLOGIQUE D'INITIATION DU
TRAITEMENT ANTIRETROVIRAL :CD4[11]   44

TABLEAU 3 :CRITERES IMMUNOLOGIQUES D'INITIATION DU
TRAITEMENT ANTIRETROVIRAL :LYMPHOCYTES TOTAUX(A
CONSIDERER UNIQUEMENT SI LE COMPTAGE CD4 N'EST PAS
DISPONIBLE)[11] 45

TABLEAU 4 : SUBSTITUTION EN CAS DE TOXICITE OU DE CONTRE
INDICATION [11] 51

TABLEAU V : REPARTITION DES ENFANTS EN FONCTION DE
L'ANNEE DE MISE SOUS ARV   77

TABLEAU VI : DISTRIBUTION DU NOMBRE D'ENFANTS SOUS ARV
EN FONCTION DU RECUL   78

TABLEAU VII : DISTRIBUTION DE L'AGE DES ENFANTS LORS DE
LA MISE SOUS ARV   78

TABLEAU VIII DISTRIBUTION DES ENFANTS EN FONCTION DU
SEXE   79

TABLEAU IX DISTRIBUTION DES ENFANTS EN FONCTION DU
STATUT MATRIMONIAL DE LA MERE   79

TABLEAU X DISTRIBUTION DES ENFANTS SEN FONCTION DU
STATUT MATRIMONIAL DU PERE :   80

TABLEAU XI DISTRIBUTION DES ENFANTS EN FONCTION DE LA
PROFESSION DE LA MERE: 80

TABLEAU XII DISTRIBUTION DES ENFANTS EN FONCTION DE LA

PROFESSION DU PERE 80

TABLEAU XIII DISTRIBUTION DES ENFANTS EN FONCTION DU
DECES DES PARENTS 81

TABLEAU XIV DISTRIBUTION DES ENFANT EN FONCTION DU
TYPE DE VIH 82

TABLEAU XV DISTRIBUTION DES ENFANT EN FONCTION DU
STADE OMS A L'INCLUSION 82

TABLEAU XVI PRINCIPALES CONSTANTES BIOLOGIQUES A
L'INCLUSION 83

TABLEAU XVII PRINCIPALES SCHEMAS THERAPEUTIQUES LORS
DE LA MISE SOUS ARV 83

TABLEAU XVII RECUL DES ENFANTS SUIVIS SOUS 2^{IEME} LIGNE 93

TABLEAU XVIII PRINCIPAUX SCHEMA THERAPEUTIQUES LORS
DE LA MISE SOUS 2^{IEME} LIGNE 94

TABLEAU XIX TAUX D'OBSERVANCE EN FONCTION DE LA DUREE
DE SUIVI 97

Sommaire des figures

FIGURE 1 SCHEMA ORGANISATIONNEL DU VIH : [3]   24

FIGURE 2 COURBE DE L'EVOLUTION DE L'INFECTION PAR LE VIH   26

FIGURE 3 CYCLE DE REPLICATION DU VIH [7]   29

FIGURE 4 : ECRAN D'ACCUEIL D'ESOPE PEDIATRIQUE   57

FIGURE 5 : RECHERCHE OU CREATION D'UN DOSSIER PATIENT   58

FIGURE 6 : FICHE SYNTHETIQUE D'UN DOSSIER 59

FIGURE 7 : DOSSIER PATIENT : PRESENTATION GENERALE ET ONGLET ENFANT 59

FIGURE 8 : DOSSIER PATIENT : ONGLET PARENTS   60

FIGURE 9 : DOSSIER PATIENT : ONGLET VIH-ATCD   61

FIGURE 10 : DOSSIER PATIENT : ONGLET PTME 61

FIGURE 11 : DOSSIER VISITE : PRESENTATION GENERALE   62

FIGURE 12 : DOSSIER VISITE : ONGLET CLINIQUE   63

FIGURE 13 : DOSSIER VISITE : ONGLET EVENEMENT   63

FIGURE 14 : DOSSIER VISITE : ONGLET EXAMENS COMPLEMENTAIRES   64

FIGURE 15 : DOSSIER VISITE : ONGLET DECISION THERAPEUTIQUE   64

FIGURE 16 : DOSSIER VISITE : ONGLET TRAITEMENT 65

FIGURE 17 : DOSSIER VISITE : ONGLET AUTRE TRAITEMENTS   66

FIGURE 18 : DOSSIER VISITE : CONCLUSION   66

FIGURE 19 : ECRAN "OUTILS/PARAMETRAGE"   67

FIGURE 20 : RAPPORT D'ACTIVITE   68

FIGURE 21 : RAPPORT DE COHORTE, ENFANTS INFECTES   69

FIGURE 22 TAUX DE RETENTION SOUS TRAITEMENT ARV EN

117

FONCTION DU RECUL 84

FIGURE 23 : COURBE DE RETENTION GLOBALE 86

FIGURE 24 : COURBE DE RETENTION EN FONCTION DU SEXE 87

FIGURE 25 : COURBE DE RETENTION EN FONCTION DE L'AGE 87

FIGURE 26 : COURBE DE RETENTION EN FONCTION DU LIEU
D'HABITATION 88

FIGURE 27 : COURBE DE RETENTION EN FONCTION DE LA
SCOLARISATION 89

FIGURE 28 EVOLUTION DES CV INDETECTABLE ET DES CV
ELEVEES EN FONCTION DU TEMPS 90

FIGURE 29 : EVOLUTION DU TAUX DE CD4 EN FONCTION DE LA
DUREE DU TRAITEMENT 91

FIGURE 30 : TABLEAU DE L'EVOLUTION DU TAUX
D'HEMOGLOBINE EN FONCTION DE LA DUREE DU
TRAITEMENT 92

FIGURE 31 : EVOLUTION DE LA GLYCEMIE EN FONCTION DE LA
DUREE DU TRAITEMENT ERROR! BOOKMARK NOT DEFINED.

FIGURE 32 : EVOLUTION DE LA PRESCRIPTION DES SCHEMA
THERAPEUTIQUES LORS DE LA MISE SOUS TRAITEMENT ARV
93

FIGURE 33 : EVOLUTION DE LA RETENTION SOUS 2^{IEME} LIGNE EN
FONCTION DU RECUL 95

FIGURE 34 EVOLUTION DES CV INDETECTABLE ET DES CV
ELEVEES SOUS 2IEME LIGNE EN FONCTION DU TEMPS 96

RESUME

- Introduction :

Le logiciel ESOPE Pédiatrique, développé et mis en place par ESTHER, a été mis en expérimentation dans le service de Pédiatrie de l'hôpital Gabriel TOURE (HGT) de Bamako. La saisie des dossiers sur ce logiciel nous a permis d'analyser la prise en charge des enfants infectés par le VIH, suivis régulièrement et inclus entre 01 janvier 2001 et le 06 juin 2011.

- Méthodologie :

Après avoir été saisies sur le logiciel ESOPE Pédiatrique, les données ont été analysées avec le logiciel SAS 9.1 après export des bases de données. L'analyse a porté sur la cohorte d'enfants infectés par le VIH suivis depuis janvier 2001 et ayant eu au moins 2 visites témoin d'un suivi régulier.

- Résultats :

Au total 1151 enfants ont initié le traitement ARV dans le service de pédiatrie. Parmi eux 666 ont eu un suivi régulier.

A l'inclusion, chez ces enfants régulièrement suivis, la proportion de garçons était de 57,7% et l'âge médian de mise sous ARV était de 52 mois. Plus de la moitié de ces enfants étaient orphelins d'au moins 1 parent. 66,6% des enfants présentaient un stade clinique 3 ou 4 à l'inclusion et le schéma thérapeutique le plus prescrit était AZT/3TC/NVP (54,4%) suivi de D4T/3TC/NVP (15,2%) ; le taux médian de CD4 était de 408 et 6,3% des charges virales étaient indétectables (CV<400 copies) et 69,9% étaient supérieures à 100.000 copies.

Malgré une mise sous traitement à un stade clinique avancée, l'efficacité immunologique a été notable avec un taux médian de CD4 augmentant rapidement de 409 à l'inclusion à 731 après 2 ans de traitement. Les taux de rétention à 1 an, 2 ans, 3 ans, 4 ans, 5ans, 6 ans, 7 ans, 8 ans étaient respectivement de 88,2%, 84,1%, 84,5%, 80,8%, 72,3%, 74%, 62%, 57,3%. Durant le suivi entre 6 mois et 8 ans, la proportion de charge virale indétectable (CVi) n'a jamais dépassé les 60%, témoin d'un échec virologique de près de 40%. La proportion de charge virale élevées (> à 100.000 copies) (CVe) était de l'ordre de 10%,

119

faisant suspecter une résistance. Au total 25,4% de ces enfants ont été mis sous 2ième ligne. Lors de la mise sous 2ième ligne, le schéma prédominant était ABC/ddi/LPV/r ; 0,9% des CV étaient indétectables et 24,6% supérieures à 100.000 copies ; le taux médian de CD4 était de 254, 3,7% des CV étaient indétectables et 70% étaient supérieures à 100.000 copies. Si la rétention sous 2ième ligne a été très importante, on notait une efficacité virale du même ordre que sous 1ère ligne (60% de CV indétectable et 10% de CV élevée).

Les résultats de l'observance sont très bons quelque soit le durée de suivi, mais la discordance avec l'efficacité virale font suspecter un biais dans le recueil de cette information.

-Conclusion :

Si le logiciel ESOPE a montré sa capacité à réaliser un suivi médical des enfants infectés par le VIH, ces résultats doivent être affinés et nécessitent pour cela une amélioration continue de la qualité de la saisie des données sur ESOPE Pédiatrie.

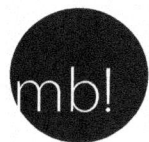

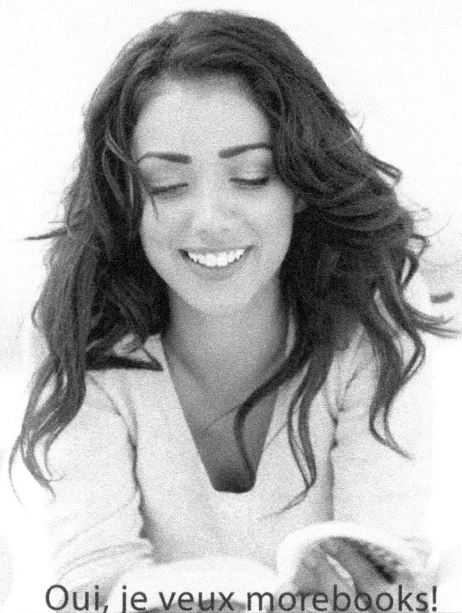

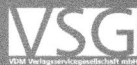

www.ingramcontent.com/pod-product-compliance
Lightning Source LLC
Chambersburg PA
CBHW021112210326
41598CB00017B/1416